全国高等医药院校"立德树人"教育教学改革系列丛书

医学生必读
育人故事 50 例

主　审　秦裕辉　何清湖

主　编　卢芳国

副主编　陈伶利　魏　科　张湘明　邝高艳
　　　　熊　涛　张世鹰

编　委（以姓氏笔画为序）
　　　　宁　毅　刘　丽　芦　俊　李　玲
　　　　杨霄旭　余　欢　张香港　陈山泉
　　　　陈景怡　胡　珏　高　强　符　蓉

U0272686

全国百佳图书出版单位
中国中医药出版社
·北京·

图书在版编目（CIP）数据

医学生必读育人故事 50 例 / 卢芳国主编 . —北京：
中国中医药出版社，2021.8
（全国高等医药院校"立德树人"教育教学改革系列丛书）
ISBN 978-7-5132-6996-4

Ⅰ . ①医… Ⅱ . ①卢… Ⅲ . ①医学家－生平事迹－世
界 Ⅳ . ① K816.2

中国版本图书馆 CIP 数据核字（2021）第 104660 号

中国中医药出版社出版

北京经济技术开发区科创十三街 31 号院二区 8 号楼
邮政编码　100176
传真　010-64405721
廊坊市晶艺印务有限公司印刷
各地新华书店经销

开本 710×1000　1/16　印张 12　字数 169 千字
2021 年 8 月第 1 版　2021 年 8 月第 1 次印刷
书号　ISBN 978 – 7 – 5132 – 6996 – 4

定价　66.00 元
网址　www.cptcm.com

服 务 热 线　010-64405720
购 书 热 线　010-89535836
维 权 打 假　010-64405753

微信服务号　zgzyycbs
微商城网址　https://kdt.im/LIdUGr
官 方 微 博　http://e.weibo.com/cptcm
天猫旗舰店网址　https://zgzyycbs.tmall.com

如有印装质量问题请与本社出版部联系（010-64405510）

蒋 序

立德树人，思政为先。党的十八大以来，习近平总书记先后主持召开全国高校思想政治工作会议、全国教育大会、学校思想政治理论课教师座谈会等重要会议，发表重要讲话，作出重要指示，强调要加强高校思想政治教育。这些重要讲话和指示为推进高校思政课程和课程思政建设工作指明了前进方向、提供了根本遵循。近年来，特别是全省教育大会召开以后，我省高校扎根湖湘大地，始终坚持社会主义办学方向，始终坚持强化"为党育人、为国育才"的政治自觉，始终坚持立德树人根本任务，不断加强和改进思想政治工作，扎实推进"三全育人"综合改革工作，大力实施思想政治工作质量提升工程，取得了显著的成效；广大教师积极承担育人责任，守好一段渠、种好责任田，在推动各类课程与思政课程同向同行、同频共振中，深化了认识、总结了规律、积累了经验。

课堂教学是育人的主渠道。全面推进课程思政建设是落实习近平总书记念兹在兹立德树人根本任务的战略举措，是全面提高人才培养质量的重要任务，是构建"三全育人"大格局的关键一招。课程思政具有深厚的价值意蕴和现实的生成路径，旨在找准育人契合点，充分挖掘各门课程中的思政元素和价值内涵，将思想政治教育有机融入各门课程的教学之中，实现知识传授与价值引领的有效结合，达到润物无声的育人效果，进而着力培养担当民族复兴大任的时代新人。

高校教师中 80% 是专业教师，高校课程中 80% 是专业课程，学生学习时间的 80% 是用于专业学习，专业课程教学是课程思政最主要的依托。湖南中医药大学卢芳国教授是全国优秀教师，也是国家级课程思政教学名师和国家级课程思政示范课程负责人，从事《免疫学基础与病原生物学》等课程教学 40 年，兢兢业业、尽职尽责，把理想与追求融化在中医药科教事业中，用自己的实际行动，做学生"为学、为事、为人"的示范，促进学生成长为全面发展的人。尤其值得称道的是，卢芳国教授及其团队立足医学学科专业，以历史的眼光、敏锐的思维、深入的思考、辩证的方法，在专业课程的教育教学中深耕细作，深度挖掘古今中外杰出医药学家生平故事中的思政元素，在医学类课程思政建设方面做出了有益的尝试，把有意义的事情做得更加有意思：即将付梓的《医学生必读育人故事 50 例》，深挖张仲景、葛洪、李时珍，吴阶平、屠呦呦、钟南山，巴斯德、卡尔梅特、介林、白求恩等古今中外医药大家为人类健康事业顽强拼搏、殚精竭虑、鞠躬尽瘁的感人事迹，既是传承人类的宝贵精神财富，也为思政工作提供了丰富素材和鲜活读本。全书注重课程内容的价值引领，内容较为详实、例证较为丰富，充分利用现代网络信息技术，部分故事配有微视频，做到了推动知识传授、能力培养与理想信念、价值理念、道德观念教育的有机结合。我相信，本书的出版，必将对专业教师自觉实施课程思政起到较强的示范、辐射、带动和引领作用。

"师者也，教之以事而喻诸德也"。课程思政建设是一项长期性、系统性的工程，需要我们进一步理清思路、花大力气、下真功夫去落实落细落地。希望全省高校教师在课程思政与思政课程的同向同行中，始终坚持知识传授和价值引领相统一、坚持显性教育和隐性教育相统一、坚持统筹协调和分类指导相统一、坚持总结传承和创新探索相统一，形成课程思政建设全面推进的生动局面，为学生点亮理想的灯、照亮前行的路。

是为序。

蒋昌忠

湖南省教育厅党组书记、厅长，湖南省委教育工委书记

2021 年 6 月

秦　序

　　立德树人是中华优秀传统文化的血脉赓续，也是新时代教育事业发展的根本任务。"立德"一词最早可追溯到《左传》："太上有立德，其次有立功，其次有立言。""树人"一词可追溯至《管子》："一年之计，莫如树谷；十年之计，莫如树木；终身之计，莫如树人。"这是古人对于立德树人的智慧箴言。"培养什么样的人，怎样培养人，为谁培养人""把立德树人的成效作为检验学校一切工作的标准"，是新时代教育事业的根本问题，是高校的立身之本，也是每一位高等教育工作者必须坚守的教育初心与育人使命。

　　高校是我国整体教育序列的最后一环，是青年成长成才的主阵地。作为培养医疗卫生专业人才的中医药院校，面对新时代高等教育新要求，湖南中医药大学始终牢记初心使命，聚焦立德树人主业，以此作为一切工作的根本遵循，以凝聚人心、完善人格、开发人力、培育人才、造福人民为目标，全面加强和改进思想政治工作，大力推进全员、全过程、全方位育人，在"立什么德、树什么人、如何立德树人"问题上，进行了一些实践探索，取得了一定的育人实效。

　　被学生亲切称为"党员妈妈"的"全国优秀教师"卢芳国教授，是我校探索立德树人理念引领教育质量提升的积极传播者和模范践行者。在她的倡议下，学校成立了湖南省高校首个党代表工作室，工作室以"党代表引领＋学生主体"为导向，聚焦学生思政教育，探索"党建工作与育人工作相结合"的新路径。作为工作室的负责人，卢芳国教授坚持每周四晚与学生面对面交流，引导学生"有话向党说、有难找党帮"，工作室逐渐成为服务学生的"加油站"，成为党代表履职尽责的"主阵地"，学校思政工作从"大水漫灌"向"精准滴灌"转变，立德树人工作开始"活"了起来。

习近平总书记曾说:"好的思想政治工作应该像盐,但不能光吃盐,最好的方式是将盐溶解到各种食物中自然而然吸收。"卢芳国教授及其团队以党代表工作室为平台,紧紧围绕"立德树人"这个重大课题,就如何充分挖掘古今中外医德文化中蕴含的育人要素,达到润物细无声的育人效果,做了大量有益的理论研究和实践探索,形成了《医学生必读育人故事 50 例》一书。

该书以生动的文笔和详实的资料,全景式展现了古今中外大医精诚、德术双馨的医学典范及感人事迹,通俗易懂地展示了"探古人智慧、悟文明厚度、扬爱国精神、扬创新思维、弘敬业精神、颂爱国情怀、扬合作精神、颂大爱情怀、释医者仁心"的主题思想,将品德锤炼、价值引领、信念塑造融入其中,对于加强高等院校立德树人工作,培养德智体美劳全面发展的医学人才,颇具意义。

青年学子正处在人生的"拔节孕穗期",知识体系搭建和价值观塑造尚未完成,医学生的品德和素质,更关乎医疗质量和医德医风,最需要精心引导和栽培,本书的初衷与价值亦在于此。我相信,本书的出版将会成为广大医学生的宝贵精神财富,引领他们崇德向善、见贤思齐,从医药学家的故事宝库中汲取智慧和力量,传承大医大爱,涵育医德医风;会成为高校探索和实践立德树人工作的鲜活素材,让思想政治教育有滋有味、有情有义、有声有色,切实担当起培养和造就中国特色社会主义合格建设者和接班人的历史使命。

湖南中医药大学党委书记

2021 年 6 月

陈 序

卢芳国教授是我在湖南中医药大学工作时的同事。其时，我分管学生工作，身心常沉入青年学子之中，知道学生期待得到什么样的教育，渴望遇见什么样的老师。在年复一年陪伴和呵护学生成长的过程中，与很多用心育人的老师结缘成为好朋友，卢芳国教授就是其中一位，她的敬业精神和育人风范给我留下深刻印象。后来，我又有幸到她念本科的母校湖南农业大学工作，彼此之间关于教书育人的话题更多了，我从与她的思想交流中获益良多。

现代教育，教易育难。相对于知识传授和专业训练，价值塑造和精神成长更需要情理交融、显隐组合。有一位养花专家向我传授养花诀窍：待花如己，花便如你所愿。育人不正是如此吗？用心用情的老师加上寓理于情的教育素材，调合成"润物细无声"的教育氛围，闲花落地般熏陶，学生精神成人、专业成才就是"水到渠成"的事。

《医学生必读育人故事50例》是一部非常好的德育智育美育教科书。张仲景、孙思邈、李时珍、屠呦呦、钟南山、南丁格尔、白求恩等等，每一个名字都令人肃然起敬，都诠释着德艺双馨，都蕴藏着丰富的文明养分。《大医精诚》和《希波克拉底誓言》时隔千年，空隔万里，却如出一辙地闪烁人性光芒。"凡大医治病，必当安神定志，无欲无求，先发大慈恻隐之心，誓愿普救含灵之苦"。这不仅是治病救人的博大胸怀，更是真善美的崇高境界。我认为，这本书不仅是医学生必读，而且所有的学生、各行各业的从业者读后都将受益无穷。

经师易得，人师难求。好老师加上好的教学资源，是"立德树人"的根本依托，是"三全育人"的不二途径。有卢芳国这样一批好老师，加上《医学生必读育人故事50例》之类的好读本，我们就一定能让那些维系人类社会幸福美好的思想精华浸润学生心灵，融入学生血脉，内化于心，外化于行，代代传承，延续文明。

大道不孤。我们的教育，有一批理想从未泯灭、情怀从未褪去的志同道合者，我们彼此呼应，互相鼓舞。所以，我非常乐意为这本书的出版发出上述感言。

陈弘

湖南农业大学党委书记

2021 年 6 月

何　序

能力与品德，不可分离；成才与成人，相辅相成；唯有立德，才能树人。"立德树人"是中华民族的一贯教育方针，是我国教育教学改革的根本任务。

2017年10月，习近平总书记在中国共产党第十九次全国代表大会上的报告中强调："要全面贯彻党的教育方针，落实立德树人根本任务，发展素质教育，推进教育公平，培养德智体美全面发展的社会主义建设者和接班人。"2018年9月，习近平总书记在全国教育大会上再次强调："要把立德树人融入思想道德教育、文化知识教育、社会实践教育各环节，贯穿基础教育、职业教育、高等教育各领域，学科体系、教学体系、教材体系、管理体系要围绕这个目标来设计，教师要围绕这个目标来教，学生要围绕这个目标来学。"由此可见，落实"立德树人"教育教学改革根本任务的重要性和必要性。

医学学科历史悠久，源远流长。在人类与疾病作斗争的过程中涌现出许多顽强拼搏、无私奉献的科学家。《医学生必读育人故事50例》以古今中外杰出医药学家的生平故事为切入点，充分发掘其生平故事中的思想教育要素，并以通俗易懂的形式展示"探古人智慧、悟文明厚度、扬爱国精神，扬创新思维、弘敬业精神、颂爱国情怀，扬合作精神、颂大爱情怀、释医者仁心"的主题思想，将价值引领、理想信念塑造等思想品格培养嵌入到一个个鲜活的故事中。该书内容丰富，表现形式新颖，集文字、视频、音频于一体，适合各专业、各层次医学生线上、线下阅读，其推广应用有利于德才兼备人才的培养。

何清湖

湖南医药学院院长

2021 年 6 月

编写说明

　　"立德树人"是中华民族的一贯教育方针，是我国教育教学改革的根本任务。有效挖掘医学领域中的思想教育要素，并将思想政治教育融入医学高等教育的课堂内、课堂外等系列教学环节中，是落实"立德树人"教育教学根本任务的有力措施。

　　在医药学领域各学科、各课程发展过程中，涌现了许多殚精竭虑、鞠躬尽瘁的医药学家。这些医药学家为人类健康事业顽强拼搏、无私奉献，不仅为医药事业的发展做出了突出的贡献，还为我们留下了宝贵的精神财富。充分挖掘古今中外医药学家生平故事中的思想教育要素，并以通俗易懂的形式展示其感人事迹，促进德才兼备人才的培养是编写与出版本书的目的。

　　全书共分为三篇。第一篇是中华古代医药学家故事。主题思想是探古人智慧，悟文明厚度，扬爱国精神；融贯古今，承袭经典，关爱民生。其内容有医中之圣——张仲景，医学免疫学先驱——葛洪，药中之贤——李时珍等故事20例。第二篇是中华现代医药学家故事。主题思想是扬创新思维，弘敬业精神，颂爱国情怀；忠诚奉献，顽强拼搏，爱我中华。其内容有挑战沙眼衣原体的病毒学家——汤飞凡，一生专注泌尿外科的大医——吴阶平，中国首位诺贝尔医学奖获得者——屠呦呦，"抗疫"的传奇战士——钟南山等故事15例。第三篇是国外医药学家故事。主题思想是扬合作精神，颂大爱情怀，释医者仁心；无私奉献，刻苦钻研，造福人类。其内容有微生物学之父——巴斯德，发现青霉素的细菌学家——弗莱明，国际共产主义战士——白求恩等故事 15 例。其中部分故事配有视频材料，实现了图文并茂、数字融合出版的展现形式。

　　本书由湖南中医药大学卢芳国教授率领团队历经 2 年时间编写而成，由湖南中医药大学党委书记秦裕辉、湖南医药学院院长何清湖担任主审。本书编写过程中获得湖南中医药大学等单位的大力支持，以及国家级课程思政示范课程（项目编号：2021-228）、湖南省芙蓉教学名师计划项目（项目编号：2019-24）、湖南省普通高等学校课程思政建设研究项目（项目编号：HNKCSZ-2020-0252）、湖南省普通高校教学改革研究项目（项目编号：2019-377）的资助，在此一并给予感谢。由于时间仓促和编者水平有限，疏漏之处敬请读者指正。

《医学生必读育人故事 50 例》编委会

2021 年 2 月

目　录

第一篇 中国古代医药学家故事

探古人智慧，悟文明厚度，扬爱国精神。

融贯古今，承袭经典，关爱民生。

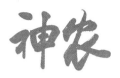

神农

中国医药的创始者

中国医药学有数千年的历史，是我国人民长期与疾病斗争的经验总结，迄今为止，已经有数千种药材被各种医书记载，其中大部分都是草本植物，所以常被称为中草药，而记载中草药的重要书籍常被称为"本草"。中药为保护我国人民身体健康，为中华民族的繁衍昌盛做出了巨大的贡献。那么是谁最早发现这些植物具有药用价值，又是谁对这些植物的药效进行最早的实验和总结？下面，我们就来了解被尊为中国医药的创始者——神农以及他亲尝百草的故事。

神农氏，上古时代的三皇之一，又被称为炎帝，是传说中农业和医药的发明者，被世人尊称为"药祖""五谷先帝""神农大帝""地皇"等。关于其尝百草的传说最早的文字记载出自西汉时期陆贾的著名政论散文集《新语》："民人食肉饮血，衣皮毛。至于神农，以为行虫走兽，难以养民，乃求可食之物，尝百草之实，察酸苦之味，教人食五谷。"几乎同时代的《淮南子》中有更为详实的记载："古者，民茹草饮水，采树木之实，食蠃蚌之肉，时多疾病毒伤之害，于是神农乃始教民播种五谷，相土地宜燥湿、肥硗、高下，尝百草之滋味，水泉之甘苦，令民知所辟就。当此之时，一日而遇七十毒。"清代吴乘权的《纲鉴易知录》则记载更为详尽，曰："民有疾，未知药石，炎帝始草木之滋，察其寒、温、平、热之性，辨其君、臣、佐、使之义，尝一口而遇七十毒，神而化之，遂作文书上以疗民疾而医道自此始矣。"

虽然古人惜字如金，但从这短短的几十个字中，我们也能看到上古时代的景象，那个时候，五谷和杂草长在一起，药物和百花开在一起，哪些粮食可以吃，哪些草药可以治病，谁也分不清。百姓们的食物主要来源于猎杀的动物，或者来源于采集的植物果实，食物的来源不稳定，饱一顿饿一顿是常事。更不要说生病了，更是无医无药，只能听天由命。怎样给百姓充饥？怎样为百姓治病？神农作为当时的部落首领，他迫切地想为百姓们解决这些问题。

传说神农苦思冥想了三天三夜，决定亲自在大自然中寻找答案，他带着一批臣民，从家乡出发，去大山中寻找粮食和草药。现在的湖北省西北部的神农架林区，就是传说中神农尝百草的地方。神农架林区平均海拔 1700 余米，神农顶海拔高度超过 3000 米，站在神农顶往下看，只见这里高山一峰接一峰，峡谷一条连一条，山上长满奇花异草。传说神农就在这里停下来，尝遍了这里的花花草草。

然而，困难时刻伴随在左右。这里山路崎岖，许多地方甚至是完全垂直于地面的刀切崖，崖上还挂着瀑布，长着青苔，溜光水滑。这里百兽横行，狼虫虎豹，对神农一行人虎视眈眈。而神农并未因为这些困难退缩，每每想到黎民百姓没有吃的、没有药用，就更坚定了他克服困难的决心。他和臣民们一起砍木杆，割藤条，靠着山崖搭成架子，顺着刀切崖一步一步往上爬（"架木为梯，以助攀缘"）。他教臣民们砍树木搭建房屋，防着狼虫虎豹（"架木为屋，以避凶险"）。他亲自采摘花草，放到嘴里尝，哪些苦，哪些热，哪些凉，哪些能充饥，哪些能医病，都记得清清楚楚。他尝完一山花草，又到另一山去尝，一直尝了七七四十九天，踏遍了那里的山山岭岭。他尝出了五种能充饥的草，就叫臣民把种子带回去，让黎民百姓种植，这就是后来的五谷——"稻、黍、稷、麦、菽"。他尝出了 365 种草药，叫臣民带回去，为天下百姓治病。可是神农并未因此而满足，因为人们身上出现的病证还不能全部救治，于是神农走遍中华大地，继续着他的"试药"之旅。

在尝药的过程中，危险也是时时刻刻伴随着左右的。大部分的植物从未有人尝过，部分植物是有毒的，故《淮南子》记载神农尝百草："一日而遇七十毒。"相传神农随身携带茶叶，故每每中毒后都通过咀嚼茶叶而幸免于难。他翻山越岭、跋山涉水，亲尝百余种药材，最后在百草洼因误尝断肠草，肝肠寸断而亡。

神农虽死，但却为远古先民找到了诸多可供医病救人的珍贵药材。他的"试药"笔记在远古先民中代代相传，后来在东汉时期被人们编撰成《神农本草经》，成为当之无愧的中医药学经典之作。

神农的精神值得我们学习。他为人民服务，心念百姓疾苦，跋山涉水，以身试药；他开拓创新，勇于挑战前人没有解决的问题，开创了影响中华民族数千年的中医药学，是现代医药工作者学习的榜样。

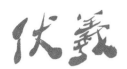

九针创始者

伏羲，华夏民族人文先始，三皇之一，风姓，又名"宓羲""庖牺""包牺""伏戏"，亦称"牺皇""皇羲"，史记中称"伏牺"，在后世被朝廷官方称为"太昊伏羲氏"。燧人氏之子，生于成纪，定都在陈地。所处时代约为旧石器时代中晚期。伏羲是古代传说中的中华民族人文始祖，是中国古籍中记载的中国医药鼻祖之一。

伏羲对于中医药学的贡献，主要是创造了八卦和制作了九针。在天水麦积区渭南乡西部，有一卦台山，相传这里就是伏羲画八卦的地方。传说在伏羲生活的远古时代，人们对于大自然一无所知。当下雨刮风、电闪雷鸣时，人们既害怕又困惑。天生聪慧的伏羲想把这一切都搞清楚，于是他经常站在卦台山上，仰观天上的日月星辰，俯察周围的地形方位，有时还研究飞禽走兽的脚印和身上的花纹。有一天，他又来到了卦台山上，正在苦苦地思索他长期以来观察的现象。突然，他听到一声奇怪的吼声，只见卦台山对面的山洞里跃出一匹龙马。说它是龙马，那是因为这个动物长着龙头马身，身上还有非常奇特的花纹。这匹龙马一跃就跃到了卦台山下渭水河中的一块大石头上。这块石头形如太极，配合龙马身上的花纹，顿时让伏羲有所领悟，于是他画出了八卦。伏羲八卦中所蕴含的"天人和谐"的整体性、直观性的思维方式和辩证法思想，是中医哲学思想的起点。

八卦为中医的诞生提供了哲学基础，而九针的发明，则为远古先民对抗疾病提供了帮助。九针一般指：镵针、圆针、鍉针、锋针、铍针、圆利针、毫针、长针、大针。传说中伏羲用砭石磨制成九针，为百姓针灸治病，根据病情不同，发病程度不一，分别采用不同类型的针进行治疗，均"不药而愈"。

自从有了人类，就会有医疗活动，所以无论是伏羲还是神农，他们并不是代表某个人，而是那个时代人类群体中的杰出代表，无论是演八卦、制九针，还是尝百草，都是当时广大劳动人民经验的伟大总结。在国家大力支持中医药事业发展的新时代，我们新一代中医人更应该向他们学习，不断总结，继承创新，为中医药在健康中国的建设中发挥更大的作用而努力奋斗。

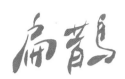

能够起死回生的"神医"

　　"望、闻、问、切"四诊法是中医传统诊断疾病的四种基本方法。望是用肉眼观察患者外部的神、色、形、态，以及各种排泄物（如痰、粪、脓、血、尿、月经和血带等）来推断疾病；闻是通过医生的听觉和嗅觉，收集患者说话的声音和呼吸咳嗽散发出来的气味等，作为判断病证的参考；问是通过询问患者或知情人以了解患者的主观症状、疾病发生及演变过程、治疗经历等情况，作为诊断依据；切是切脉，也包括对患者体表一定部位的触诊。四诊的基本原理是建立在整体观念和恒动观念基础上的，是阴阳五行、藏象经络、病因病机等基础理论的具体运用。四诊自创立以来，得到了不断发展和完善，是中医药学文化的瑰宝。那么，"四诊法"是何时形成的？又是谁对"四诊法"的形成起到关键的作用呢？下面，我们就来了解春秋战国时期的名医扁鹊以及他的故事。

　　扁鹊，春秋战国时期名医，渤海郡鄚人，汉族，姬姓，秦氏，名越人。其医术高超，救人无数，故人们用上古神话中的名医"扁鹊"来称呼他。

　　扁鹊是第一位记载于正史的医生，《史记·扁鹊仓公列传》中记录了他的大量事迹。他早年在客馆中担任舍长，有一位叫长桑君的游医经常在客馆居住，扁鹊看他举止与常人不同，对他极为尊重，长桑君也极为看重扁鹊这个后生，他们交好了十数年。后来，长桑君将自己珍贵的药方都传授给了扁鹊，但是要求他不要泄露出去。扁鹊之后游历各地，以行医为业，救助患者。但是，春秋战国时期战争频繁，疾病泛滥，扁鹊个人的力量无力诊治数量巨大的患者。为了更好地治病救人，扁鹊并没有把医术视为自己私有，违背了对长桑君的承诺，招收了不少弟子，其中子豹、子阳、子越都是战国时期非常有成就的医生。扁鹊和弟子的足迹，遍及当时的中原大地，救人无数，也形成了历史上第一个学派——扁鹊学派，在中医史，乃至中国历史上都具有重大的影响。

"四诊法"是扁鹊在总结前人医疗经验的基础上创造出来的，对中医诊断的发展起到了深远的影响。其中扁鹊最擅长的是切诊，特别是切脉，司马迁曾言："至今天下言脉者，由扁鹊也。"《史记·扁鹊仓公列传》记载晋国大夫赵简子患病，五日不省人事，其他大夫都很害怕，就找来扁鹊前来诊治。扁鹊入室诊治出来后便说："他的血脉正常，不用大惊小怪。"并举了秦穆公的例子，告诉其家臣董安于，说赵简子不出三日就会醒来。果然，两天半后，赵简子苏醒了，董安于将扁鹊的诊治经过告诉赵简子，赵简子赐扁鹊田地四万亩。

扁鹊同样也是一位望诊的行家，他长期行医，经验丰富，通过简单查看患者的神色、形态、颜面，就能判断疾病的部位和轻重。《史记·扁鹊仓公列传》记载，扁鹊路过齐国，齐桓侯接待了他，他拜见齐桓侯的时候，对齐桓侯说："君有疾在腠理，不治将深。"齐桓侯称自己没病，还认为扁鹊在邀功。五日后，扁鹊再见齐桓侯说："君有疾在血脉，不治恐深。"齐桓侯仍坚称自己没病。五日后，扁鹊再次见到齐桓侯说："君有疾在肠胃间，不治将深。"齐桓侯没有理睬，并且有些不高兴了。五日后，扁鹊再来拜见齐桓侯，见到齐桓侯后扭头就走，原来扁鹊已经看到齐桓侯病入骨髓，无药可治了。果然，五日后，当齐桓侯浑身剧痛，想要找扁鹊来看病时，扁鹊已经逃到秦国去了，而齐桓侯也无药可治，不久就死去了。在这次诊治的过程中，展现了扁鹊高超的望诊医术，也展现了扁鹊对人体组织结构、疾病的演变规律的深刻认识。

编者注：《韩非子》中亦记载此事，将齐桓侯称作蔡桓公，裴骃在《史记集解》中定为齐桓侯田午。

在"四诊法"的应用过程中，扁鹊也十分注意多种方法的结合，而不是单纯地依靠某一种诊法。《史记·扁鹊仓公列传》记载扁鹊路过虢

第一篇 中国古代医药学家故事

国的时候，正好遇上虢太子暴毙，于是向一位喜好医术的中庶子打听情况，对情况有所了解后，扁鹊准备让中庶子帮自己禀报虢君，让自己去救活太子。中庶子认为扁鹊是荒诞戏言，认为除非有上古时俞跗那样神乎其神的医术，通过割开皮肤剖开肌肉，直接找出病根，方能起死回生。而扁鹊不以为然，对中庶子讲述自己治病的理论："知道疾病外在的表现就能推知内有的原因，知道疾病内在的原因就能推知外在的表现。"中庶子被扁鹊的理论深深折服，他把扁鹊所说告诉虢君，虢君十分惊讶，出来接见扁鹊，并请扁鹊为虢太子诊治。扁鹊诊治后告诉虢君："太子的的病，就是人们所说的'尸厥'。那是因为阳气陷入阴脉，脉气缠绕冲动了胃，经脉受损伤，脉络被阻塞，分别注入下焦、膀胱，因此阳脉下坠，阴气上升，阴阳两气会聚，互相团塞，不能通畅。阴气又逆而上行，阳气只好向内运行，阳气徒然在下在内鼓动却不能上升，在上在外被阻绝不能被阴气遣使，在上有隔绝了阳气的脉络，在下有破坏了阴气的筋纽，这样阴气破坏、阳气隔绝，使人的面色衰败血脉混乱，所以人的身体会安静得像死去的样子。虢太子实际没有死。因为阳入袭阴而阻绝脏气者是能治愈的，阴入袭阳而阻绝脏气者必死。这些情况，都会在五脏厥逆时突然发作。精良的医生能治愈这种病，拙劣的医生会因困惑而使患者陷入危险。"扁鹊与他的学生通过针灸不久就让太子苏醒了，然后使用药熨、汤剂治疗，二十天就恢复正常了。这就是"起死回生"的故事，虽然人们都认为是扁鹊救活了死去的虢太子，但扁鹊很谦虚地表示："我不能使死人复活啊，这是他本来就可活下去，我能做的只是促使他恢复健康罢了。"这个实例，说明了扁鹊是一位掌握了四诊法的高明医学家。

扁鹊周游列国，不仅为王公贵族治病，也为平民百姓救急。对于不同地方百姓的治病需求，他都能够满足。《史记·扁鹊仓公列传》记载扁鹊到邯郸时，闻知当地人尊重妇女，就成为妇科医生；到洛阳时，闻知周人敬爱老人，就专治耳聋眼花、四肢痹痛；到了咸阳，闻知秦人喜爱孩子，就成为儿科医生。同时《史记·扁鹊仓公列传》也记载了扁鹊有六不治："骄恣不论于理，一不治也；轻身重财，二不治也；衣食不能适，三不治也；阴阳并，藏气不定，四不治也；形羸不能服药，五不治也；信巫不信医，六不治也。有此一者，则重难治也。"说明扁鹊虽然医术高超，但也贵有自知之明，懂得医术的局限性，故扁鹊十分推崇"治未病"。《鹖冠子》中记载了魏文侯与扁鹊的一番对话，扁鹊分析他家三兄弟的医术，自己的大哥治病是在患者还未觉得有病的时候就下药铲除了病根，二哥是在症状不明显的时候就能药到病除，而自己总是要在病情很严重的时候，才能下手诊治，所以虽然自己名满天下，但是医术却不如自己的大哥和二哥。

扁鹊年少时谦虚恭敬，故能得到长桑君青睐，得其传授医术；成名后不满足于现状，在前人基础上更进一步，才有了中医经典的"四诊法"诞生，影响了数千年。他周游列国，诊治了无数患者，在中原大地留下了许多故事和传说；他不以功自居，有自知之明，总结了六不治；他不将医术视为私有，方才有扁鹊学派的形成。因此，在日常学习工作中，我们应该学习扁鹊兢兢业业，不断拼搏，勇于创新的精神，以推动医学的进一步发展。

淳于意

开创"诊籍"的医学家

　　病历是医务人员对患者疾病发生、发展、转归，以及检查、诊断、治疗等医疗活动过程的记录；也是对采集到的资料加以归纳、整理、综合分析，按规定的格式和要求书写的患者医疗健康档案。病历对医疗、预防、教学、科研、医院管理等都有着重要的作用。那么，中国历史上最早的病历记载是什么时候？创造病历记载的人又是谁呢？下面请跟随我来了解西汉著名医学家淳于意以及他创造"诊籍"的故事，这也是中国最早关于病历的故事。

　　淳于意，西汉临淄人，又称仓公或太仓公。司马迁非常推崇这位名医，认为他与春秋战国时期的名医扁鹊可以比肩，在史记中将二人合并列传，即《史记·扁鹊仓公列传》。

　　淳于意谦虚好学，活学善用。他家境贫寒，从小就看到很多穷人患病无钱医治，在痛苦中死去。他立志学医，刻苦钻研医书，想为人治病，但疗效不佳。为了提高医术，他来到淄川，拜名医公孙光为师，公孙光非常喜欢淳于意的谦虚好学，很器重他，就把自己的精方、妙方全部传授给他。淳于意进步很快，而公孙光也没有丝毫的保留，将全部的医术都传授于他。渐渐地，淳于意的医术已经超过了公孙光，但他并没有马上离开老师，而是和之前一样尽心侍奉老师，遇到问题时仍虚心讨教。有一天，公孙光对淳于意说："我的才学有限，不能再指导你了，你应该去更加高明的医家那里去学习。我在临淄有个同母异父的兄弟公乘阳庆，我把你介绍给他，你如此谦虚好学，他是肯定会收你为徒的。"后来淳于意又拜公乘阳庆为师。公乘阳庆对淳于意说："抛开你学过的全部医书，这些都不正确。我有古代先辈医家传授的黄帝、扁鹊的诊脉书，以及观察面部颜色不同来诊病的方法，使你能预断患者的生死，决断疑难病症，判定能否医治，还有药剂理论的书籍，都非常精辟。我家中富足，只因我心里喜欢你，才想把自己收藏的秘方和书全教给你。"于是淳于意学习了公乘阳庆传授的《脉书》，又对脸色诊病术、听诊术、揣度阴阳术等进行了系统的研究。第二年，淳于意试着为人治病，虽有效，但还不精妙。到了第三年，终于达到了精妙的程度。

淳于意为使自己专志医术，辞去官职，不营家产，长期行医民间，对封建王侯却不肯趋承。赵王、胶西王、济南王、吴王都曾召他做宫廷医生，他都一一谢绝了。因常拒绝为朱门高第出诊行医，得罪了不少人，后来被齐国丞相罗织罪名，送京都长安受肉刑。经受肉刑，不是在脸上刺字，就是割鼻或砍足，是一种极为痛苦的凌辱。其幼女淳于缇萦毅然随父西去京师，上书汉文帝，痛切陈述父亲廉平无罪，自己愿意身充官婢，代父受刑。文帝受到感动，宽免了淳于意，且废除了肉刑。

淳于意对于中医学最大的贡献是开创了"诊籍"，这也是中国最早的病历记录。据《史记·扁鹊仓公列传》记载，汉文帝曾下诏询问淳于意所治病例的详细情况，淳于意也明确回答："今臣意所诊者，皆有诊籍。"并说明其原因，"所以别之者，臣意所受师方适成，师死，以故表籍所诊，期决死生，观所失所得者合脉法，以故至今知之。"意思是他所诊患者，均有病历记录，为什么这么做？是因为我刚刚学成，师父就去世了，因此记明诊治的情形，预期决断生死的时间，来验证诊断结果与脉象的对应关系，因此到现在仍能够指导辨知各种疾病。在《史记·扁鹊仓公列传》中详细地记载了其中的 25 个病例，在这些诊籍中，淳于意所诊治的患者既有齐王、齐王太后、济北王等王公贵族，也有丞相、中尉、司马等官员，也有奶妈、侍女、奴仆，更有市井小民；他的诊籍里，有内科、儿科、妇科、消化、呼吸、内分泌和寄生虫病等多个方面的疾病，涉及风厥、气疝、热厥、龋齿、不乳、内寒、热病、肺伤等多个病名和病症；在诊断的过程中，主要使用四诊法，特别是通过诊脉就能探查病因，展现了淳于意精深的脉学修为；在治疗过程中，运用了方剂、针灸等治疗方法，记录了丸剂、汤剂等多种处方，还对其病程的发展进行了详实的记录。并且，淳于意在建立诊籍的时候是秉着客观的态度如实记录的，《史记·扁鹊仓公列传》中明确记载，汉文帝问淳于意："你给人诊治病症断定人的死生，能完全没有失误吗？"（"诊病决死生，能全无失乎"）淳于意如实回答："往往也会出现差错，并不能完全没有失误。"（"时时失之，臣意不能全也"）在他口述的25个诊籍中，也有治疗失败的病例，他并没有粉饰和掩盖，而是去思考原因，吸取教训。这种严谨的科学态度，不也正是我们医务工作者需要学习的吗？

淳于意记录的这些病例，是我国系统记录病历的开端，并一直沿用至今。"诊籍"的建立，在总结临床实践工作和探索疾病规律中发挥着重要作用，对中医药的发展有着非常深远的影响。

张仲景

医中之圣

在历史岁月的长河中，不同的时期和地域均曾流行过各种危害严重的传染病，诸如天花、鼠疫、麻疹、脊髓灰质炎、高致病性禽流感等，这些疾病在中医学中多属于"外感热病"的范畴，中医诊治这些疾病的思维方法和临床疗效优势明显。而说到中医治疗外感病症，大家一定会想到医圣张仲景，他所写的《伤寒杂病论》中的"伤寒"便是一切外感热病的总称，包括多种热性病、急性传染病和感染性疾病。

《伤寒杂病论》成书于东汉末年——中国历史上极为动荡的一个时代，也是瘟疫肆虐的时代。张仲景便是在这样的时代背景下与伤寒结缘的。由于当时封建割据，连年战争，民不聊生，各地连续暴发瘟疫，乃至瘟疫广为流行。家家有僵尸之痛，室室有号泣之哀，仲景家族也未能幸免于此，其家族本是个大族，人口多达二百余人，却在不到十年的时间有三分之二的人因患瘟疫而死亡，其中十居其七皆死于伤寒。

面对瘟疫的肆虐，张仲景内心十分悲愤，悲黎民百姓之困境，愤统治阶级之腐败。建安年间，他行医游历各地，目睹了各种传染病对民众所造成的严重后果，见证了瘟疫的恐怖，轻易就能使一个家庭毁于一旦。"感往昔之沦丧，伤横夭之莫救，乃勤求古训，博采众方"。就这样，张仲景痛下决心，一定要精研医术，著书救民。

张仲景走访名医，刻苦学习，将自己丰富的临床经验与病理结合，寻找能够治疗伤寒的方法。为专心研究和撰写医书，张仲景辞官隐居岭南，潜心总结前人的医学理论和经验，广泛收集民间验方，对民间采用的针刺、灸烙、药摩、坐药、浸足、灌耳、舌下含药等多种治疗方法都一一加以研究，经过数十年的努力终于完成了《伤寒杂病论》，这也是继《黄帝内经》之后，又一本极具影响力的医学典籍。

由感伤亲人不幸，延展到关心他人疾苦，由"仁者爱己"升华到"仁者爱人"，这正是张仲景孝慈悲悯之"仁心"的体现。《伤寒杂病论序》中有这样一段话："上以疗君亲之疾，下以救贫贱之厄，中以保生长全，以养其生。"表现了张仲景作为医学大家的仁心仁德。事实上，张仲景从翻开医书的那一刻起，就已种下了仁心仁德的种子。张仲景出生于没落的官僚家庭，其父亲张宗汉在朝廷做官，使他从小有机会接触到许多典籍。从小他就笃实好学，博览群书，而且尤为酷爱医学。张仲景自小就厌恶官场，怜悯百姓，进而萌发了学医救民的愿望，怀着一颗仁爱之心，立志要当一名大夫，尽自己的绵薄之力，为百姓治疗病痛。

在任长沙太守期间，张仲景也未曾忘记为医救民的初心。他对前来求医者总是热情接待，细心诊治，从不拒绝。前来治病的人越来越多，使他应接不暇。于是，张仲景有了一个主意，决定每个月初一和十五两天大开衙门，不问政事，公开坐堂应诊，挨个仔细地为百姓看病，首创了医者坐大堂的先例。张仲景让手下人贴出告示，告诉大家这个消息，这一举动在当地一传十、十传百，使得更多百姓得以解除疾苦，至今仍被传为千古佳话。这便是"坐堂医"的由来。

各方求医看病的百姓都对他的医风医德非常信任，随着经验的不断积累，张仲景在医术上精益求精，不断探索。他诊病和学习时遇到一丝一毫的疑问，即"考校以求验"，绝不放过，一定要弄清楚是怎么回事，有时甚至不畏路途遥远，拜师取经。这无疑为《伤寒杂病论》的撰写奠定了坚实的基础。

张仲景不仅医德高尚、医技超群，而且成就非凡。其所著的《伤寒杂病论》一书被后人广泛传播，被誉为众法之宗、群方之祖、医门之圣书。该著作是我国最早的理论联系实际的临床诊疗专书，其在继承了《神农本草经》和《伊尹汤液经》的基础上，还完成了诸多创新，例如：系统地分析了伤寒的原因、症状、发展阶段和处理方法，创造性地确立了六经辨证治疗外感热病，奠定了中医辨证论治的理论体系，将中医学的理法方药融为一体而应用于临床。

《伤寒杂病论》总结了张仲景毕生的行医经验，深受后世医家推崇。其中许多著名方剂至今仍在感染性疾病的治疗过程中发挥着巨大作用，例如：治疗乙型脑炎的白虎汤，治疗肺炎的麻黄杏仁甘草石膏汤，治疗痢疾的白头翁汤，治疗急性黄疸型肝炎的茵陈蒿汤等，都是临床中常用的良方。这些著名方剂经过千百年临床实践的检验，其主治明确、疗效显著，为中医方剂学提供了发展的依据，后来不少药方都是从中发展变化而来。

张仲景一生谦虚仁爱，淳朴敦厚；终生学习，孜孜不倦；他生逢乱世却心系黎民，精究医术只为治病救人，为患者服务，为百姓服务，在奉献中来实现着自身的人生价值。将犹如珍宝的药方记录并流传下来，在中国的医学史上留下了光辉的一笔。他不单单是一名医者，更是心怀天下的圣人，他"进则救世，退则救民"的精神至今仍熠熠发光，"医圣"之名，他当之无愧。张仲景的医风医德，令人敬仰；张仲景的医方医术，令人惊叹。当今医者也应习其医术，学其医风，献身医学事业。

华佗

外科鼻祖

在《三国演义》中有一则"刮骨疗伤"的故事。关羽镇守荆州，在攻打樊城时，被毒箭射中右臂。将士们取出箭头一看，毒已渗入骨头，于是众人劝关羽回荆州治疗。关羽决心攻下樊城，不肯退兵。将士们见关羽箭伤加重，便派人四处打听名医。一天，有人从江上驾小舟来到寨前，特来给关羽疗伤。关羽问医者怎样治法，医者说："我怕你害怕，立一柱子，柱子上吊一环，把你的胳膊套入环中，用绳子捆紧，再盖住你的眼睛，给你开刀治疗。"关羽笑着说："不用捆。"然后吩咐设宴招待医者。关羽喝了几杯酒就与马良下棋，同时把右臂伸给医者，并说："随你治吧，我不害怕。"医者切开肉皮，用刀刮骨。在场的人吓得用手捂着眼。再看关羽，边喝酒，边下棋，谈笑风生。过了一会，血流了一盆，骨上的毒刮完，关羽笑着站起来对众将说："我的胳膊伸弯自如，好像从前一样，你真是神医呀！"在这则故事中，我们记住了关羽的英勇神武，也记住了医者那神奇的外科医术。

那么这位医者是谁呢？他对中医药学的发展都有哪些贡献？我想大家已经知道答案了。下面我们就来了解东汉末年著名的医学家华佗以及他的故事。

华佗（145—208），东汉时期沛国谯县人，又称仓公或太仓公。其生平事迹在正史，包括西晋陈寿编纂的《三国志》以及南朝宋时期范晔编纂的《后汉书》中均有记载，其医术高超，直到今日，人们仍用"华佗再世，妙手回春"这样的词语来称赞医术高超的医生。他精通内、外、妇、儿、针灸等科，尤其善于外科、针灸，被后人称为"外科圣手""外科鼻祖"。

华佗少年的成长经历和学医经历在正史中并无记载，只在民间传说中提到他七岁丧父，家境清贫，母亲送他学医。他勤奋好学，通晓各种医学经典，医学知识极为渊博。而且他志在行医，沛国丞相陈珪曾推荐他为孝廉，太尉黄琬也征他为官，都被他拒绝了。

华佗对中医药学最主要的贡献是开创了中医外科学。据裴松之《三国志注》中引《华佗别传》记载，有位船夫腹部疼痛十日有余，胡须眉毛都掉了，华佗给他看病后说："你的脾脏已经溃烂了一半，需要剖开腹部切除才能好。"船夫同意后，华佗给他喝下麻沸散，待船夫睡下后，用手术刀剖开腹部检视，果然脾脏溃烂了一半，于是切除溃烂的部分，止血后缝上肚皮，在上面敷以生肌收口的药膏，并开了一剂汤药让船夫服用，百日之后，便恢复健康了。据《后汉书·方术传》记载，有位郡守请华佗为他诊病，华佗看过后说："你的疾病病根很深，必须剖腹才能治好，但是您的寿命也只有十年了。"患者不堪疼痛，请华佗为其治疗，华佗马上进行手术，当时就治愈了，但是十年后，患者还真的如华佗所说病逝了。据考证，这位郡守非常可能是患有肿瘤之类的疾病。根据这些史料的记载，华佗已经能做肿瘤摘除和胃肠缝合这一类手术了，而能够进行这类手术的前提，就是华佗已经发明和掌握了全身麻醉术，特别是麻沸散的运用。《后汉书·方术传》明确记载："若疾发结于内，针药所不能及者，乃令先以酒服麻沸散，既醉无所觉，因刳破腹背，抽割积聚。"麻沸散的发明和使用，在1800多年前，是一件非常了不起的事情，比西方使用一氧化二氮和乙醚作为麻醉药来进行全身麻醉，足足早了1500多年。

华佗除了在中医外科上具有开创性成就之外，在寄生虫学和养生学中也具有突出的贡献。《后汉书·方术传》记载，广陵太守陈登得病，心中烦躁郁闷，脸色发红，不想吃饭。华佗为他切脉说："您胃中有虫好几升，将在腹内形成一种肿胀坚硬的毒疮，是吃生鱼、生肉造成的。"华佗马上做了二升药汤，让陈登先喝一升，过一会又把药全部喝完，过了不久，吐出了大约三升小虫，所受病痛也就好了。

此外，《后汉书·方术传》还记载一人患咽喉堵塞的病，想吃东西却吃不下，家里人用车载着他去求医。华佗听到患者的呻吟声马上过去诊视，告诉他们说："刚才我来的路边上有家卖饼的，有蒜泥和大醋，你向店主买三升来吃，病痛自然会好。"他们马上照华佗的话去做，患者吃下后立即吐出寄生虫一条，把虫悬挂在车边，想到华佗家去拜谢。患者到华佗家里坐下，看到华佗屋里北面墙上悬挂着这类寄生虫的标本大约有十几条，这都是华佗对寄生虫病研究的积累。

华佗还特别提倡养生之道。他曾对弟子吴普说："人体欲得劳动，但不当使极耳，动摇则俗气得消，血脉流通，病不得生，户枢不朽也。"华佗继承和发展了前人"圣人不治已病治未病"的预防理论，为年老体弱者编排了一套模仿猿、鹿、熊、虎、鸟五种禽兽姿态的健身操——五禽戏。故《后汉书·方术传》记载华佗"晓养性之术，时人以为年且百岁而貌有壮容"。他的弟子樊阿和吴普，也按照这个方法进行锻炼，都很高寿。

华佗生活的时代，是在东汉末年三国初期。那时，军阀混乱，水旱成灾，疫病流行，人民处于水深火热之中。目睹这种情况，华佗非常痛恨作恶多端的封建豪强，十分同情受压迫受剥削的劳动人民。为此，他不愿做官，转而游历全国各地，为百姓治病解脱疾苦。华佗继承前人的学术成果，在总结前人经验的基础上，创立了新的学说。中国的医学到了春秋时代已经有辉煌的成就，而扁鹊对于生理病理的阐发可谓集其大成。华佗的医学思想有可能是在扁鹊的基础上发展而来。同时，华佗对同时代的张仲景学说也有深入的研究。他读到张仲景著的《伤寒论》第十卷时，高兴地说："此真活人书也。"可见张仲景学说对华佗的影响很大。华佗循着前人开辟的途径，脚踏实地开拓创新，其在外科手术、全身麻醉技术和医疗体育方面所作出的贡献，一直被后世所称颂。

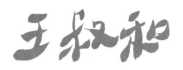

名医楷模

"上下五千年，名医实在多。要说楷模者，还数王叔和"。西晋名医王叔和之所以能成为名医楷模，是因为王叔和的成才轨迹，符合中医成才的普遍规律，具有效仿、复制、学习的价值。而这一轨迹的步骤就是刻苦攻读，博览群书，大量实践，善于思考，及时总结，勤于著述，忧国忧民，心怀天下。在此基础上，还能适时完成"三个转变"，即：由继承向创新转变，由编书向著书转变，由人才向人物转变。而这也正是当代中医人能否成为名医的关键环节。

王叔和作为医学大家，在医学上的贡献主要有三个方面：一是编撰我国第一部脉学专著《脉经》；二是整理、编次张仲景的医学经典《伤寒论》和《金匮要略》，使之显用于世；三是洞识摄养之道，提出以食制养。

王叔和所撰的《脉经》，是我国医学史上现存的第一部有关脉学的专书。《脉经》共 10 卷，98 篇，10 万多字，是王叔和遍阅古籍，历经多年搜集扁鹊、仓公、张仲景、华佗等古代医家有关脉学的论述，并加上自己的临床体会和见解，历尽艰辛编撰而成。《脉经》含有丰富的哲学思想，不仅继承了西晋以前的哲学精髓，更富含魏晋当代的思辨内涵。从某种角度说，《脉经》是关于中医脉学的一种哲学，是中国哲学思维方式体现于脉学的结果，为中医脉学的建立和发展奠定了坚实的基础。因此，《脉经》也因其成就之高、影响之大被后世奉为经典。

《脉经》中引用了大量古代文献，在引用文献时，王叔和或以标题形式列出，或以文后加注的形式注明文献出处，便于读者根据所引文献的出处，找出原始文献。这种精神和做法在现在依旧可取且难能可贵，也值得我们学习效仿。

王叔和论脉的特点还在于不是独立的论脉，而是脉、证相结合。正因为如此，《脉经》其后便成为历代医学的教科书，广为传诵。不久就传到日本、朝鲜，10世纪又流传到阿拉伯。17世纪时，《脉经》已被翻译成多种文字在欧洲流传。可见《脉经》在国内外医学发展史上的影响深远。中国医学对世界医学的影响和贡献，与王叔和的功绩是分不开的。且《脉经》不仅对脉学研究有重大贡献，书中还大篇幅记载了针灸学内容，丰富了我国针灸医学理论，至今对中医脉诊、中医针灸学、诊断学仍有指导意义。所以王叔和不仅是一位卓越的脉学家，也是一位很有成就的针灸学家。

王叔和在著述《脉经》的同时，又收集张仲景之《伤寒论》散亡之余，整理编辑，使古代之经典著作，流传于世，不至遗失，并承前启后。王叔和生于东汉末年，当时统治阶级残酷压榨人民，疯狂侵吞土地，农民大多破产，流离失所，天下大乱，社会动荡，王叔和幼年为避战乱，随家人迁徙至荆州襄阳，投奔同族人王粲、王凯，得到同乡刘表的关怀，受到王氏兄弟的照顾。后刘表病逝，王氏兄弟归顺了曹操。王叔和目睹了战争和疾病给百姓带来的灾难，立志学医，以解万民之苦。战乱之时，王叔和仍凭借自己的微薄之力救治百姓，名声大起。之后王叔和被推选为曹操的随军医生，而后任诸多职位，最后被提升为太医令。但战乱不止、疫疠暴发，"白骨露于野，千里无鸡鸣""家家有僵尸之痛，户户有号泣之哀"。身居太医令的王叔和基于水深火热的疫民之痛，言曰："今世人伤寒，或不早治，或治不对病，或日数淹，困乃告医，医人又不依次第而治之，则不中病，皆宜临时制方（即辨证论治之意），无不效也。令搜集仲景旧论，录其证候、脉诊、声色对病其方有神验者，拟防世急也。"于是心怀天下、忧国忧民的王叔和专心致力于仲景遗论的搜集工作。王叔和把张仲景著作加以整理，为了便利翻检和诵读，就把伤寒和杂病分编成两部书，一是《伤寒论》，一是《金匮要略》。我们现在看到的市面上流传的版本，基本都是通过王叔和整理过的，自此《伤寒论》《金匮要略》成为中医临床医学的经典之作，为中医临床医学的发展树立了里程碑。

由于王叔和医学功底深厚，故编纂精当得体，深受魏晋大儒皇甫谧的赞许；宋代林亿等在校《伤寒论》的序文里有两句话："自仲景于今八百余年，惟王叔和能学之。"而其卓越的贡献，又如清代医学家徐灵胎所言："不有叔和，焉有仲景。"可见王叔和其地位。皇甫谧在《针灸甲乙经·序》中说："仲景论广《伊尹汤液》为十数卷，用之多验。近代太医令王叔和撰次仲景遗论甚精，皆事施用。"王叔和居庙堂之高却忧其民，有恫瘝在抱之心，实属难得。也恰恰有这样一份信念，才能支撑他完成这千古大业。

王叔和不仅著有《脉经》，整理了《伤寒论》和《金匮要略》，在养生理论方面也有著述。他在饮食养生方面，有着十分精辟的论述，所以被誉为"洞识摄养之道"的医家。他特别强调在饮食方面进行调摄，提出"食不欲杂""寻常食饮，每令得所""若贪味多餐，临盘大饱""多餐令人彭亨短气，或至暴疾"。他指出，从夏至到秋分，因气候关系，应少吃油腻食物，若不加以节制，当气温骤然变化时，将会诱发各种疾病，甚至死亡。可以说，这是中国最早的关于以食制养的系统理论。这也是王叔和在遍读古籍之后自己所领悟和实践得出的结论，将之前的理论总结并提升。

王叔和晚年，为避晋乱居于襄阳，在那里长期为老百姓治病，尽心尽力，其中就有"敕赐药王"的说法。在麻城药王冲《王氏宗谱》中记载："祖以神医寿世，朝廷敕赐'药王'，今'药王坟''药王庙''药王冲'其名所由来也。"王叔和墓碑记亦有上述相同的文字。对王叔和敕赐药王的故事，民间传说是：在王叔和召入宫廷任太医令后专为宫廷和朝中士大夫诊脉看病。由于其精通药理，进京三年后在一次药理竞技中夺魁，被敕赐为"药王"称号。

王叔和身处乱世，心境恬静，无意于仕途名利，而精意于方书方药，穷研问诊切脉，深晓养生疗病之道，在古代医家中实不多得，故王叔和为古代医家中的杰出人物，是后世医务工作者学习的模范。他勤求古训，尊古并非泥古，师古标新树楷模，故功垂医史；同时他博采经方，读经得以创经，著经论脉成圭臬，最终誉满杏林。在目前国家大力支持中医药事业发展的时代，我们新一代中医人更应该向优秀的医家学习，挑起传承和发扬中医的大梁，让中医药文化事业发扬光大。

葛洪

医学免疫学先驱

"志合者，不以山海为远"。习近平总书记曾多次在重要场合中引用过这句话。这句话的原句是："志合者，不以山海为远；道乖者，不以咫尺为近。"意思是志向投合的双方，即使相隔山海之阻也不觉得遥远；道不相同的两方，即使相处咫尺之近也不会感觉亲密。这句话告诫我们人与人交往的重点在于志向相合，志趣相投。

这句古语出自东晋时期葛洪所著的《抱朴子》一书。该书主要记载论述神仙方药、养生延年等医药学资料和人间得失、社会政治观点等，对我国道教的发展产生了重要影响。同时，葛洪又精晓古代医学和药物学，是我国古代著名的医药学家。

葛洪，字稚川，东晋时期丹阳郡句容（今江苏句容县）人，自号抱朴子。葛洪出身于江南士族，其曾祖父为三国时期著名方士葛玄，历任吴国的御史中丞、吏部尚书等要职，封寿县侯；其父葛悌，曾任邵陵（今湖南邵阳）太守。葛洪为葛悌第三子，年幼时深得父亲宠爱，直至13岁父亲去世，家道中落，乃"饥寒困瘁，躬执耕穑，承星履草，密勿畴袭"。葛洪自幼热爱读书，虽家境贫寒，但仍千方百计地为自己创造读书条件。明朝李贽的《葛洪苦学》记载："贫无童仆，篱落不葺，常披榛出门，排草入室。屡遭火，典籍尽，乃负笈徒步，不远千里，借书抄写。伐薪卖之，以给纸笔，就营田园处，以柴火写书。"葛洪16岁开始读《孝经》《论语》《诗》《易》等儒家经典，早期以儒家思想为自己的主导思想，到十八九岁时跟随著名方士郑隐学习道教炼丹和医学技术。

公元304年，葛洪任将兵都尉，后因镇压张昌、石冰等起义军有功，被封为伏波将军、关内侯等。但因经历战乱的颠沛流离，葛洪一生数次辞官拒官，绝弃世务，锐意于松乔之道，服食养性，修习玄静，钻研养身修道、炼丹医学之术。公元307年，葛洪避乱于南土，在广州拜师南海太守鲍玄（又名鲍靓），专修道家之术，深得其师器重，娶其师之女鲍姑。鲍姑精通灸法，是我国医学史上第一位女灸学家。自此，葛洪夫妻二人共同研究医学和炼丹术，一起炼丹制药，足迹遍布广东、江苏、江西等地，为百姓解除病痛，救死扶伤，医德高尚，后世尊称鲍姑为"鲍仙姑"，尊称葛洪为"小仙翁"。

葛洪一生著作颇多，包括《碑颂诗赋》百卷、《军书檄移章表笺记》三十卷、《神仙传》十卷、《隐逸传》十卷、《金匮药方》百卷、《抱朴子》八卷、《肘后备急方》四卷等。其中《肘后备急方》记载了葛洪在其一生行医、游历过程中收集和验证筛选的大量救急方，包括其妻鲍姑的灸法经验，至今仍为世人所用。《肘后备急方》是我国古代著名的中医典籍，其中很多的医学思想、医学描述内容等均为现代医学所证明。

《肘后备急方》是我国第一部临床急救手册，主要记载了各种急性病症或某些慢性病急性发作的治疗方药、针灸、外治等方法，内容涉及现代医学中的内科杂症、外科急症、传染性热病、寄生虫病，以及五官科、儿科、妇科等疾病。书中收录的医药处方，包括张仲景、华佗等前代名医的医方，以及葛洪夫妇行医经验方，均由葛洪在行医实践中筛选验证，且特意挑选在生活中比较容易获取的药材，改变了之前救急药方难懂、药材难找、价格昂贵的问题，例如：青蒿就是广泛分布于我国的药材，《肘后备急方》记载的"青蒿一握，以水二升渍，绞取之，尽服之"的使用方法给了现代药学家屠呦呦巨大的启发。据此，屠呦呦成功提取出青蒿素，对疟疾的防治做出了突出贡献。

《肘后备急方》对天花、恙虫病、脚气病以及恙螨等的描述都属于首创。《肘后备急方·治伤寒时气温病方第十三》对天花的描述如下："此岁有病时行，仍发疮，头面及身，须臾周匝，状如火疮，皆戴白浆，随决随生。不即治，剧者多死。治得差后，疮瘢紫黯，弥岁方灭，此恶毒之气也。世人云，元徽四年，此疮从西东流，遍于海中……以建武中于南阳击虏所得，乃呼为'虏疮'。"准确描述了天花是一种传染性疾病，发病时患者头部及全身会长出一个个化脓性的脓疮，如果治疗不及时，严重者具有很高的死亡率，以及部分患者的预后表现，这也是世界上对天花病的最早记录。

《肘后备急方》不仅对多种传染性疾病的描述是世界首次，同时也开创了多种医疗技术的先河，其中就包括最早的免疫疗法，也是现代免疫学思想的萌芽。在《肘后备急方·治卒为犬所咬毒方第五十四》中记载："凡犬咬人……仍杀所咬犬，取脑敷之，后不复发。"提倡使用狂犬病狗的脑组织治疗狂犬病。这种治疗思路与现代免疫学利用抗原刺激机体产生适应性免疫抵抗感染的思路是如出一辙的。《肘后备急方》中记载，葛洪观察到在天花感染的人群中，曾患天花的人可以终生具有抵抗力。这种情形就是现代免疫学理论中所讲的由于抗原刺激机体产生记忆性免疫的机理。

早在1700多年前，我们的先人葛洪在对致病微生物一无所知的情况下，就能提出"急病不是鬼神引起的，而是中了外界的疠气"，并且将免疫思维应用于治病救人，不得不说是古人智慧和胆识的结晶。而西方医学中对于免疫的思维和应用却比较晚，1721年英国人才将种痘预防天花的方法带入欧洲进行推广应用，开启了西方医学中经验免疫学时期的先河，而且种痘预防天花的方法起源于中国的人痘接种法。

葛洪在1700多年前就能够取得这些医学成就，与其医者仁心的高尚品德和刻苦努力的执着精神密不可分。因此，我们应该深感古人的智慧和文明的厚度，牢记医者使命，学习好现代科学技术，深入挖掘并发扬我们先人的医学智慧结晶，造福人类健康。

陶弘景

山中宰相

　　说起陶弘景，大家应该都不陌生。或是熟悉其著作《本草经集注》，或是欣赏其"山川之美，古来共谈。高峰入云，清流见底"的遁迹山林之情，或是对他的炼丹传说有所耳闻。接下来，请大家随我一起走进这位南朝著名思想家、文学家、医药家、炼丹家的世界。

　　陶弘景，字通明，自号华阳隐居，丹阳秣陵人。陶弘景的一生，跨宋、齐、梁三代。他自幼博学多识，在 10 岁时读到葛洪的《神仙传》，深受影响，一生寻仙访药，对天文历法、山川地理、医药冶炼都颇有心得。他 20 岁步入仕途，却屡屡受挫，故在 36 岁时上表辞官，退隐于江苏句容句曲山，即茅山，有山中宰相之称。一个隐居山中的人，又怎会有"宰相"之称？因为在当时，他深受梁武帝萧衍的信任，虽然梁武帝曾多次赠官，但他都没接受，"国家每有吉凶征讨大事，无不前以咨询"，故时人称他为"山中宰相"。

　　陶弘景是一位具有首创精神的医药学家，他所编写的《本草经集注》是继《神农本草经》之后的第一部药学专书。在《神农本草经》365 种药物的基础上又加入了 365 种药物，合计 730 种，大大扩展了可供使用的药物种类。在书中，他不再按上、中、下三品的方法进行分类，首创按药物的自然属性和治疗属性分类的新方法。例如，将防风、秦艽、防己、独活等归类为祛风药物。这种分类方法便于治疗参考，对医药的发展起到了促进作用。书中还根据药物的天然属性来分类，把700 多种药分为草、木、米食、虫兽、玉石、果菜和有名未用等七类，这也对之后的中药学发展产生了巨大影响。

陶弘景具有实事求是的科学探索精神。例如他当时读到《诗经》中的"螟蛉有子，蜾蠃负之"，便对这其中的变化感到疑惑，但是身边人都是这样说。他用"一事不知，深以为耻"的探索精神多次亲自验证最后得出结论：螟蛉虫实际上正是细腰蜂幼虫的食物，这也揭开了细腰蜂变化的秘密。陶弘景认为《诗经》的说法"斯为谬矣，选诗者未审，而夫子何为因其僻也？圣人有缺，多皆类此"，直率地指出了古人的谬误。这恰恰也体现了陶弘景严谨的求学态度与坚持真理的可贵精神。

同时，作为一名医生，陶弘景有着关爱民生的情怀和责任感。他治病救人，不分等级贵贱，还提出了帮助偏远地区及贫困家庭就医的想法。在他的《补阙肘后百一方》中，他提出："夫生人所为大患，莫急于疾，疾而不治，犹救火而不以水也。今辇掖左右，药师易寻，郊郭之外，已似难值。况穷村迥野，遥山绝浦，其间枉夭，安可胜言？"即在城市以外和偏远地区的人很难就医，导致不少人因此而枉死。《补阙肘后百一方》是陶弘景整理与补充葛洪的《肘后备急方》基础上而写的，其目的就是为了民间下层百姓救急而用。另外他还十分强调作为医生应有的责任心，他曾经说过："医者意也，古之所谓良医者，盖善以意量得其节也。谚云：俗无良医，枉死者半；拙医疗病，不若不疗。"他认为一名医生理应做到济世救人，救死扶伤。他钻研医学，撰写著作，行医救人，这也正体现了他的爱民之心与高尚医德。

在医学思想和观念上，陶弘景较好地继承和发展了葛洪的思想。他的炼丹生涯也深受葛洪的影响，有许多相关记述都与葛洪有着密切的联系，或继承其法，或发展其长，或获新的认识。比如葛洪所著《抱朴子》中记载："以曾青涂铁，铁赤色如铜。"即硫酸铜与铁的置换反应，陶弘景在其认识的基础上，扩大了这一认识范围，在《本草经集注》中，他进而指出："鸡屎矾不入药，惟堪镀作，以合熟铜投苦酒中，涂铁皆作铜色，外虽铜色，内质不变。"即其他可溶性铜盐也能与铁发生置换反应，这一反应的发现，也奠定了后来湿法炼铜的基础。

青年时代的陶弘景对人生满怀着热情与期望，想成就世俗的功名但却事与愿违，他的坎坷仕途不能成就他的理想，于是他选择了归隐，可是这种归隐并不是完全的与世隔绝，他仍然心系天下，心系百姓，关心天下大事，感念天下苍生。"山中宰相"也表示了他既隐居于山林，又留心于社会。

陶弘景怀有不追求世俗利禄的出世心情，却又能做出入世的成就。他对药物学做了广泛研究和深入细致的整理校勘，为后世留下了《本草经集注》《华阳陶隐居集》《补阙肘后百一方》等宝贵遗产。同时他还有一颗爱民为民的心，他为解除群众疾苦而总结编撰了许多医疗方面的书籍，促进了我国医药技术的发展和进步，他实事求是的科学探索精神和刻苦钻研的治学态度更值得如今的医药学者们继承与发扬。

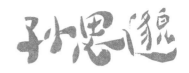

"精诚" 医德的倡导者

　　《大医精诚》一文被誉为是"东方的希波克拉底誓言"，为习医者所必读。其明确论述了作为一名合格的医生，不仅要有精湛的医疗技术，还要拥有良好的医德。不论患者贵贱贫富、长幼男女、怨亲善友、华夷愚智，医生都要当成自己至亲一样善待。不能瞻前顾后，总是考虑自己，必须以患者的利益为出发点，不避险恶，不顾辛劳，不贪钱财，一心救治；并且还应谦虚谨慎，博学好问。只有这样才称得上是苍生大医。那么《大医精诚》一文是何人所写，这位医家的行医之路又有着怎样的故事呢？让我们一同走近药王孙思邈以及他的生平。

　　孙思邈，唐代著名医学家，出生于京兆华原（今陕西省铜川市耀州区）的一个极为普通的农民家庭里。华原是隋唐时期京兆府长安的辖地，地处高原，沟壑交错，自然条件十分艰苦。在此环境下，孙思邈自幼体弱多病，长期与医药为伴。为了求医疗疾，几乎耗尽了全部家产，所以他自幼便体会到了疾病的痛苦，同时，年幼时的孙思邈眼看着他的邻里因缺医少药连连死去，幼小的心灵受到了极大的刺激，因此他立志习医救人。

　　他自小便被称作"圣童"，聪明过人，7 岁能"日诵千言"，不到 20 岁对儒、释、道便能侃侃而谈、了然于心，他在学医中同样具备了举一反三的能力。

　　他不仅刻苦钻研唐代以前各代名医如扁鹊、华佗、张仲景、皇甫谧等人的医学典籍和理论方法，孜孜以求，不断总结，而且在此基础上反复咀嚼、消化，逐渐形成自己的治病模式，学以致用，勤于实践，直到

第一篇　中国古代医药学家故事

"白首之年，未尝释卷"。

孙思邈终成一代名医，其医术精湛、医德高尚，素来不慕高官厚禄，多次称病谢绝隋唐两代帝王的御医聘请，继续隐居埋名，钻研医学，长期在民间行医，深受人们赞誉，被后人尊称为"药王"。他遍历关中的山川，并在贞观年间南下四川考察风土人情、采集药材、炼制丹药、沿途施诊。在此期间，许多患者的疑难杂症经他手都得以治愈。

相传长安城里有几家富人得了奇怪的病，下肢日渐浮肿，浑身肌肉无力、酸痛麻木，众医诊治均束手无策，孙思邈诊断为脚气病。他想："为啥穷人得的是夜盲症，富人得的是脚气病呢？这很可能也和饮食有关系。"他比较了穷人和富人的饮食，富人多吃精米白面，鱼虾蛋肉，而穷人多吃五谷杂粮，他仔细一分析，粗粮内夹杂着不少米糠麸子，精米白面把这类东西全去掉了。他大胆估计：脚气病很可能是缺少米糠和麸子这些物质引起的。于是他试着用米糠和麦麸来治疗脚气病，果然很有效。消息一经传出，长安城内外市民一片震惊，赞扬孙思邈医术高超。

孙思邈认为，要成为良医，就必须大胆设想，谨慎诊治，遇事不拘泥成规，同时不贪名利，坦荡做人。这既是对医者的要求，也是任何有担当有气度的人所应做到的。孙思邈对医德的强调，被后世医者传为佳话，他不仅这样要求所有行医之人，自己更是以身作则。比如，他既给王侯将相看病，也不避贩夫走卒，在他眼中，患者没有社会地位的差异。

在长期的医疗实践中，孙思邈有感于医方本草卷帙浩繁、忽遇急症求检困难的情况，遂博采群经，整理删裁，将毕生的时间和精力全部献身于医学事业，编撰了多部医学巨著，其中以《千金要方》《千金翼方》影响最大。

公元 641 年，60 岁的孙思邈开始撰写《千金要方》，经过 10 年时间终于撰成，该书共 30 卷，分 233 门，方论 5300 首。他认为"人命至重，有贵千金，一方济之，德逾于此"，故以"千金"两字命名。该书虽名为方书，实为各科兼备、立法俱全的医学巨著，系统地总结了唐朝以前的医药学成就，"上极文字之初，下讫有隋之世，或经或方，无不采撷。集诸家之所秘要，去众说之所未至"，被誉为我国最早的一部临床医学百科全书。他用食疗方法治疗"脚气病"的病案，在其著作中都有详细的记载，并在书中专列了果实、蔬菜、谷米、鸟兽共计154种食物的性味、功能及主治病症，最先提出用食物治病的科学理论。孙思邈还特别指出："若能用食平疴，释情遣疾者方称为良工。"为中医食疗法的发展奠定了基础，推动了中医养生学的发展。

孙思邈晚年回到家乡继续从事医药研究，坚持著述。公元681年，他又撰写了《千金翼方》三十卷，书名取"羽翼交飞"之意，是对《千金要方》的补充以及对新的学术经验进行总结。

《大医精诚》一文出自《千金要方》，孙思邈著此文置于卷首，主张医术要"精"，医德要"诚"；文中用"心"达九处之多，指明了如何立志为医、为名医、为大医，可谓是用心良苦。这篇文章广为流传，影响深远，被世人誉为"医德法典"。直到现在，我国有不少中医药院校仍用此文作为医学生誓言，并用其作为准则来严格要求医生。每个医生都应秉承"大医精诚之心"，全心全意地为患者服务。

人们为了纪念孙思邈，将他晚年隐居的五台山称为"药王山"。"萧鼓年年拜药王"已成了孙思邈家乡人民千百年的习俗。

孙思邈幼年因体弱多病与医学结缘，践行"人若善摄生，当可免于病"的健康观，修得百岁高龄，却终其一生献身于医学事业。他一生博极医源，精勤不倦，通老庄学说，知佛家经典；多次拒绝高官厚禄，隐于山林，终身不仕；遍历河泽山川，亲采草药，扶伤济世；最终著书立说，成果斐然。

孙思邈用一生践行着"大医精诚"的理念，他医术之"精"，医德之"诚"永远照耀我们前行的道路。新时代的我们应常怀大医精诚之心，精究医术，诚于医德，知行合一，献身医学。

巢元方

首部病因证候学专著奠基者

今天我们学习一种疾病时，首先会学习病因病机，而很多疾病的病因病机的发现得益于现代科学技术的发展。那么，古人在科学技术落后的条件下是怎么发现疾病病因的呢？又是如何给疾病分类的呢？中国第一部专论疾病病因和证候的专著是怎样形成的呢？请随我一起了解首部病因证候学专著奠基者巢元方的生平。

巢元方，隋代医家。大业中（605—616）任太医博士、太医令。大业六年（610年），奉诏主持编撰中国第一部专论疾病病因和证候的专著《诸病源候论》。

隋朝建立了中国历史上最早的医学教育机构——太医署，这也是世界文明史上最早见于记载的规模宏大的官办医学教育机构。隋朝还组织学者广泛搜集中医药资料，主要是历代的方剂及民间验方单方，卷帙浩繁的大型方剂学著作《四海类聚方》2600卷编撰成书。由朝廷下诏，命巢元方主持编纂的中国第一部病因证候学专著《诸病源候论》，就是在当时的社会时代背景下成书问世的。

大业六年（610年），巢元方奉诏主持编撰《诸病源候论》50卷，分67门，1720论，分别列述了内、外、妇、儿、五官、口齿、骨伤等各科疾病的病因与证候，并讨论了一部分疾病的诊断、预后、以及预防、摄生、导引按摩、外科手术等治疗方法，是一部总结病因、病理、证候的医学基础理论巨著，是中国第一部专论疾病病因和证候的专著。

《诸病源候论》发展了中医病因学理论，提出"乖戾之气"是传染性疾病的致病因素，并提出预先服药可以预防疫病感染。书中记载了多种人体寄生虫病，详述其形态及感染途径；并提出疥疮与疥虫侵染有关，炭疽病为传染所致，漆疮系"禀性畏漆"引起的过敏，山区瘿病是饮用了"沙水"致病。书中对多种疾病的病变、转归有详细记载和系统描述，突出了各病的特殊证候，在临床鉴别诊断上有重要意义。另外，该书还记录了若干外科手术，如"金疮断肠候"中的肠吻合手术以及血管结扎、创伤异物的清除等。该书的另一特点是一病一论的叙述增加，一证多病的论述减少，疾病分类系统化。

《诸病源候论》成书的系统性与巢元方对撰写的严谨态度密不可分。他除了积极探索前人智慧，把当时能够找到的医书都加以认真研究外，还特别注意对前人没有论及或论述不详的疾病进行调查。为此，他常常跋山涉水，四处寻求，访师问贤，煞费苦心。

当时，他听说南方有一种水毒病，便乘舟南下，到那里一看，患水毒病的人，身上发热，起风疹块，腹痛腹泻，严重者腹部肿胀得像个大鼓，四肢却枯瘦如柴，面色萎黄。当地人告诉他：水稻田里有一种小虫子，趁人们下水劳动时，偷偷地钻进腿里去。不久，腿就起米粒大的疹子，然后就会出现发烧、腹泻、水肿，以至干瘦、死亡。巢元方把看到的情况如实地收录在著作中，这也是我国记载血吸虫病的最早资料。这样的例子还有很多，正是巢元方对疾病的病因进行积极地思考、调查，对疾病系统地分类，才能形成这样一部总结病因、病理、证候的医学基础理论巨著。

巢元方医术高明，精通医理。《开河记》中曾记录有他的医疗事迹：隋朝大总管麻叔谋患"风逆病"，起坐不得，头晕作恶，不能饮食。隋炀帝请巢元方去诊治，后诊断为"风入腠理，病在胸臆"，处方用嫩羊肉蒸熟，掺上药末食之，果然病得痊愈。以后每杀羊羔，同杏酪、五味，日食数枚，病即不复发。

中华文明源远流长，中医药学是打开中华文明宝库的钥匙。在强调文化自信的今天，我们要从中国古代医家的身上学到恪尽职守，不畏艰难，融贯古今，继承创新，献身医学的精神。

王焘

树典范体例的中医文献大师

　　《外台秘要》是唐代中叶一部综合性医学巨著，具有较高的医学价值与历史价值。《新唐书》曾将《外台秘要》称作"世宝"，该书引录了张仲景等 69 位医家的方书，引用条文达 2800 余条，是《千金方》方数的 2.6 倍。《外台秘要》集古代方药之大成，内容全面，建立了完整的医学体系，该书坚持"方论结合"，从人类健康的视角，认识疾病，重视影响人类生命的流行病、传染病，开创了中国古医学史上研究和治疗传染病相结合的先河。历代医家也有"不观《外台》方，不读《千金》论，则医所见不广，用药不神"的说法，足见该书在医学界地位之高。那么这部书是何人所著？编撰过程中又有哪些精彩的动人故事呢？下面我们就来一起了解《外台秘要》作者王焘的故事。

　　王焘并不是一位专职医生，而是典型的贵族官人。王焘的祖父王珪是唐太宗时期著名的宰相，父亲王敬直任武临县令，曾被封爵位，他的母亲是南平公主。王焘本人也曾为官多任，先后做过彭城太守、邺郡太守、河间太守等。由此可知，王焘并不是一位专职的医生，那么他为什么会热衷于医学创作呢？知医尽孝是他习医的初衷。王焘非常孝顺父母，《新唐书·王珪传》后附有对王焘的介绍，其中记载，王焘在任徐州司马时，他的母亲生病，王焘不仅亲自照顾生病的母亲，甚至"弥年不废带，视絮汤剂"，为治母疾，他发奋攻读医书，对医学产生了浓厚的兴趣。

　　唐代当时的宗教迷信思想在社会上非常流行。宿命论和巫术害死了不少人。为了战胜愚昧和迷信，王焘立志总结我国的医学成就，编医书，救民众。当时有人说："阎王叫你三更死，不可留人到五更。生有时辰，死有死地。"王焘反驳说："人之所以生病，大多是饮食无节制而伤脾胃，纵欲过度而伤元气，外感风邪而生寒热等。这些都是人为造成的，怎么能说是阎王早就定下来的呢？只要注意保养，有病就医，人的寿命完全是可以延长的。"他一面进行反迷信宣传，一面悬壶济世，很快得到了人们的信任。

由于王焘曾长期主管当时的皇家图书馆——弘文馆，使王焘有机会广泛阅读大量医学书籍。他不但获得了丰富的医学知识，同时搜集了大量医学资料，并花费多年的工夫进行整理和研究。然而，真正促使他开始写作的动力是其被贬黜期间的经历。从公元746年起，王焘"以婚姻之故，贬守房陵，量移大宁郡"，至公元756年去世，王焘经历了十年的迁徙生活。尤其，被贬谪房陵时，他带领家人一路奔波劳顿，"提携江上，冒犯蒸暑，自南徂北，既僻且陋，染瘴婴疴，十有六七。生死契阔，不可问天"。在被外放途中，由于水土不服，王焘及其家人染上了瘴气，多人病倒，在缺医少药的情况下，王焘运用自己以前所习经方治好了家人的病，使陷入病痛的家人转危为安。这种遭遇使王焘对底层人民的生活感同身受，由此，他决意动手整理汇编医书，以惠及百姓。

据王焘自述，《外台秘要》是他多年积累的成果，言："凡古方纂得五六十家，新撰者向数千百卷……上自炎昊，迄于圣唐，括囊遗阙，稽考隐秘，不愧尽心焉。"事实上，《外台秘要》一书最令人钦叹的是王焘的编撰水准。身为弘文馆主管，王焘整理文献的水平使《外台秘要》成为医学典籍中的典范性体例。王焘在《外台秘要》中凡所收录的文献均一一注明出处。不仅列出书名或作者名，大多也标记卷次。如果同一首方剂分别记载在不同的书中，则在此方的尾注中一一并记。从现存的文献看来，这在中医文献整理史上是一个创举。由于他的这一举动，很多晋唐以前的中医文献得以保存。据统计，《外台秘要》共引用了69位医家的著作，引用条文达2800余条，为后世提供了研究晋唐医学的可靠资料，也为古代医书的校勘、辑佚提供了有利的条件。正因为这一点，王焘的《外台秘要》在当时的各种中医文献中具有重要的文献学价值，一直为后人所称道。《外台秘要》一书汇集和整理了先秦两汉至唐初的大量医学典籍，全书 40 卷，载方近 7000 首。其中病理病因部分以《诸病源候论》为主，其次记述各家的医疗方剂，论著详尽，次序分明。

《外台秘要》有许多当时医学界的新发现。关于糖尿病，《外台秘要》引用的文献已经指出："消渴者……每发即小便至甜。"这是世界上最早的关于消渴病患者尿甜的文献记载；该书对白内障，特别是老年性白内障的论述更为精详，并且记载运用金针拨障术等手术疗法可达到"一针之后，豁若开云而见白日"的效果。

王焘虽然出身官宦世家，家世显赫，但他为治母疾，毅然发奋攻读医书，对医学产生了浓厚的兴趣。他一生为官多任，踪迹极广，而且一边为官，一边钻研医籍，一边请教名医，同时又在各地采集药草等。他专注编书，无意仕途，形成典范体例，并成为一代文献大师。他孝敬父母，关爱百姓，敢于挑战权威，其继承创新的精神鼓舞我们要刻苦钻研、不断创新、献身医学。

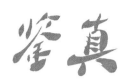

鉴真
中日医学交流之先驱

　　鉴真（688—763），唐代著名的高僧和医学家。鉴真幼年时家境贫困，14岁时随父在扬州大云寺出家，是一个好学少年。少年时的鉴真便与医学有了不解之缘。他出家后曾潜心钻研过佛典的"五明学"，对其中的"医方明"（包含医理、方剂、药物、针灸和禁咒治病等）有过深入研究。随后，天资聪慧的鉴真遇到了他的伯乐——宫廷传戒大师道岸。道岸破格为鉴真传戒，并带领其游学"二京"（洛阳、长安）。在道岸的引荐下，鉴真得以遍访名僧名医，并有机会到"太医署""药园"等地参观学习，学到了很多宫廷秘方，大大丰富了自己的医学知识。

　　值得一提的是，孙思邈同鉴真的师祖道宣律师相友善，而道宣律师也是一名医者，他在与孙思邈的交流中对医学思想有着相互影响。通过与道宣律师的关系，鉴真在医学上受到孙思邈的影响，而日本《医心方》所记载的鉴真"紫雪方"，原方正是出自孙思邈的《千金翼方》。道宣律师的"奇效丸"如今能在日本佛教界得以经常使用，鉴真功不可没，因为该药是由鉴真的师父恒景律师传给他的。

　　鉴真曾经主持龙兴寺、大明寺工作。这些寺院设有的悲田、福田，在当时是医疗慈善机构，鉴真积极发挥自身的医学才能，通过制药、坐诊、救治患者，使得鉴真积累了丰富的临床经验。多年的积累和学习，鉴真形成了自己在医药方面的两大特长：一是药物辨别和炮制；二是搜集各种各样的验方。

　　鉴真熟识医方，当年日本光明皇后病危之时，唯有鉴真所进药方有效验。据日本《本草医谈》记载，鉴真只需用鼻子闻，就可以辨别药草种类和真假，他又大力传播张仲景的《伤寒杂病论》，留有《鉴上人秘方》一卷，因此，鉴真被誉为"日本汉方医药之祖"。按照日本汉方野崎药局主席野崎康弘的说法，麻黄、细辛等36种中草药都是鉴真带往日本推动使用的。

鉴真率弟子数十人，先后六次渡海，前五次都失败了。尤其是第五次，因遇台风而漂泊到了海南岛，后来横渡雷州海峡，经陆路返回扬州。鉴真一行在途中历尽了艰辛，同行的日本人荣锹和弟子祥彦等也相继死去，鉴真本人亦因暑热染疾而双目失明。严重的挫折和困难，丝毫未能动摇鉴真东渡的决心，恰恰相反，他的意志磨砺得更加坚定了。

公元753年，鉴真第六次率领弟子们渡海，有志者事竟成，终于在这一年抵达日本的九州，次年二月便进入了当时的日本首都奈良。鉴真在奈良建立了招提寺，并且那里做了第一代律宗。鉴真博学多才，把中国的佛学、建筑学、医学、绘画、艺术等传到日本，深受日本人民的欢迎和爱戴。

鉴真通晓医学，精通本草，他把我国的中药鉴别、炮制、配方、收藏、应用等技术带到了日本，并传授医学，热忱为患者治病。公元756年，鉴真及弟子法荣治愈了圣武天皇的疾病，当时鉴真虽已双目失明，但他以口尝、鼻嗅、手摸来鉴别药物的真伪，辨之无误，因此他在日本医药界享有崇高的地位，被称为日本之神农。日本医史学家富士川游在《日本医学史》中指出："日本古代名医虽多，得祀像者，仅鉴真与田代三喜二人而已。"

到18世纪时，日本药店的药袋上，还印着鉴真的图像，可见影响之深。在日本，鉴真也享有国宝级人物的待遇。1963年，是鉴真圆寂1200周年，中国和日本佛教界都举行了大型纪念活动，日本佛教界还将该年定为"鉴真大师显彰年"。

鉴真不论在中国医学史还是日本医学史上，都有一定的地位。鉴真还撰写过专门的医学著作，他所著的《鉴上人秘方》一书虽已失传，然而，他所创制的奇效丸、丰心丹、万病药等，后来一直为日本人民所袭用。鉴真堪称是唐代沟通中日文化科学的友好使者，尽管他圆寂已久，但日本人民始终怀念着他。他的干漆夹苎塑像，至今仍然完好无缺地保存在奈良的唐招提寺里，并且成了日本的"国宝"。

鉴真对书法也颇感兴趣。他在第六次东渡之时，携带了王羲之的行书真迹 1 幅（丧乱帖）、王献之的行书真迹 3 幅，以及其他各种书法 50卷。这对日本书道的形成起到了极大的促进作用。鉴真本人也是书法名家，其《请经书贴》被誉为日本国宝。

鉴真于 763 年在唐招提寺圆寂。葬于日本下野药师寺，立塔立方形，正面题鉴真大和尚五字。《日本国见在书目》中，著录有"鉴上人秘方一卷"，又作《鉴真秘方》，其书久佚，佚文可以在《医心方》中考见。

王惟一

首创立体教具的针灸大师

《铜人腧穴针灸图经》，又称《天圣针经》，因撰成后刻之于石碑，并铸两具"铜人"与其相配，故全称为《新铸铜人腧穴针灸图经》，简称《铜人经》或《铜人》。此书是继《针灸甲乙经》后一部影响较大的针灸腧穴典籍，对针灸腧穴学的发展起着承前启后的重要作用。那么这部书是何人所著？其编撰过程中又有哪些精彩的动人故事？请随我一起来了解王惟一的故事。

王惟一（987—1067），或名惟德，北宋医家，籍贯不详。历任宋仁宗、宋英宗两朝医官，仁宗时为翰林医官、朝散大夫、殿中省尚药奉御骑都尉。

王惟一根据《灵枢·骨度》以及通过实际测量人的身长尺寸作为参考，经过塑胚、制模及铸造，终于在1027年铸成了两具一模一样的针灸铜人，这两具铜人就是后来大名鼎鼎的"宋天圣针灸铜人"。针灸铜人的材质为青铜，铜人的身高和青中年男士相似，相传王惟一是按照标准禁军的身高体型而设计的。铜人面部俊朗，体格健美，头部设计有头发，在头顶还戴有发冠。为方便刻上穴位，铜人上半身不带有任何装饰呈现为裸露的状态；受封建礼教思想的影响，其下半身身着短裤，并在腰间配有腰带。铜人下肢为直立状，上肢手部平伸，掌心向前。铜人体腔内还装进用木头雕刻的五脏六腑，为了方便拆卸和组装，铜人被设计铸造成前后两半，然后用体内设置好的插头进行拆卸组装，用凿穿的小孔来标注每个穴位。

针灸铜人的铸造使针灸理论的学习从二维平面的理论想象扩展到

三维立体实物，推动了实物模型教学的先河，促进了经络腧穴理论的规范化、统一化。针灸铜人不仅是针灸学的立体教具模型，还可以供学习者观摩学习解剖。针灸铜人对于医学考试具有实用性。宋代朝廷每年都会组织针灸医学的会试，会试时，考官会事先将水银注入铜人体内，再在铜人的体表涂上黄蜡，这样就遮盖住了穴位，也很好地模仿了人类的体表状态，应试者透过黄蜡进行针刺考试，如果准确扎中了穴位，水银就会从穴位中流出，也证明应试者对穴位定位准确，便可通过考试。后来，人们把这种巧妙的设计称为"针入而汞出"。如此形象逼真、建造精准的针灸铜人，是针灸学最早的穴位标准模型，应用于针灸教学和考试之中，针灸学理论在宋代首次实现了标准化。王惟一不仅设计完成了针灸铜人，还刻了《铜人腧穴针灸图经》石碑，如同针灸铜人的说明书。

针灸铜人制作完成后，王惟一将其献给了皇上，皇上命人将一具针灸铜人放在朝廷的医官院，以方便学医者们更好地练习，另一具放置在京城大相国寺供百姓前来观赏。

王惟一所著《铜人腧穴针灸图经》集宋代以前针灸之大成，将前人珍贵的针灸学理论与医家的临床经验进行整理、归纳与创新，充实完善了经络腧穴理论，值得后世借鉴。该书集中体现了王惟一在针灸领域的学术特色，其确立了腧穴数目增补与分类，首创十四经腧穴分类法，为腧穴增补以及《十四经发挥》中腧穴归经的分类法奠定了基础。该书还详述了经脉主治与腧穴施治，包括十四经的主治病症以及腧穴的部位、功用、施治等各方面内容；强调了施治禁忌与预后调摄，包括针刺深浅程度、特殊穴位的针灸、饮食、房事、接触物等。

同时，王惟一将《铜人腧穴针灸图经》刻于石碑上，更好地保存了原意，起到了文献保护的作用。在历史的不断变迁过程中，针灸铜人、《铜人腧穴针灸图经》及石碑代表了宋代针灸的重要学术成就，已成为我国针灸史上的瑰宝。尽管较多内容与现今针灸理论体系有较大差异，但不可否认的是王惟一的针灸学术成就推动了针灸医学的发展，值得我们去进一步探索与挖掘。

近代有关文献研究认为，《铜人腧穴针灸图经》不可能尽善尽美，应实事求是、科学公正地对其进行评价。《铜人腧穴针灸图经》不仅对针灸文献的整理研究具有重要意义，而且能为针灸教学、临床、科研工作及其现代化研究提供可资借鉴的思路。医学的发展离不开创新，勇于创新是时代赋予我们的使命，在中医药现代化的进程中，我们需要学习王惟一这种兢兢业业、不断创新、精益求精的精神。

孙兆
一代校正医官

宋代由于统治者的重视，医学有较大的发展。尤其是能从基层、民间选拔优秀医生，给有真才实学的医家施展才能提供了有利条件，由此而成名者甚多，如孙用和、杜任、钱乙、张涣、张永等，即这一时期的典型代表。孙用和的相关记载有"自布衣除尚药奉御""善用张仲景法治伤寒，名闻天下""二子奇、兆皆登进士第，为朝官，亦善医""其父子皆以医名，自昭陵迄于熙丰，无能出其右者"。孙兆即孙用和之子，下面请随我一起来了解孙兆的故事。

孙兆，北宋医家，河阳（今河南孟州）人。其父为尚药奉御孙用和，其弟孙奇，皆为当时名医。孙兆为进士出身，曾任尚药奉御丞，官至殿中丞。著有《伤寒方》《伤寒脉诀》，修订林亿、高保衡等校补的《黄帝内经素问》，名为《重广补注黄帝内经素问》。

孙兆作为"校正官"，在校正医书的同时，亦参与皇室及朝廷的医疗工作。《续资治通鉴长编》曾记载孙兆、单骧为宋仁宗的治疗经过："嘉祐八年二月，帝不豫。""甲辰，诏前郓州观察推官孙兆、邠州司户参军单骧诊御脉。上初不豫，医官宋安道等进药，久未效，而兆与骧皆以医术知名，特召之。"经过二人治疗，宋仁宗病情好转，便对兆、骧进行封赏，"壬戌，孙兆为殿中丞，单骧为中都令，仍令校正医书"。但此后9天，"辛未晦，上暴崩于福宁殿"。宋仁宗的侄子赵曙继位，即宋英宗，其把宋仁宗之死归罪于医官，"嘉祐八年甲戌，兆编管池州，骧峡州，同时责降者十二人，独骧、兆得远地云"。苏轼对此事件亦有追忆，曾在笔记中写道："兆与骧入侍，有间，赏赍不赀，已而大渐，二子皆坐诛，赖皇太后仁圣，察其非罪，坐废数年，今骧为朝官，而兆已死矣。"可见，在这一起医疗事件中，孙兆差点送命，幸亏光献皇后及大臣说情："先帝初进兆药，皆有验。不幸至此，乃天命也，非医官所能及。"才免于一死。

孙兆作为校正官参与了大量的医书校正工作。对《黄帝内经素问》进行校正后，孙兆又进行了"改误"，著有《素问校释考误》12卷。孙兆说："国家诏儒臣校正医书，臣承命，以其书方证之重者删去，以从其简；经书之异者注解，以著其详。鲁鱼亥豕，焕然明目。"如此浩繁的方书，经过10余年的校勘整理，孙兆为之付出了巨大代价。然而正当完成校正时，孙兆却因上述那起医疗事件，责降远去，其书未能亲自奏呈，当时情况是："闻奏札付孙兆，准此至治平二年二月二日，准中书札子校正医书所状医书内有《外台秘要》一项，今访闻前校正官孙兆校对已成，所有净草，见在本家，欲乞指挥下本家取赴本局，修写进册……治平四年三月进呈讫。"

据记载，孙兆的父亲孙用和因善用张仲景法治伤寒而名闻天下，孙兆继承家学，对伤寒有较深入的研究，著有《伤寒方》《伤寒脉诀》。其论说片段见于许叔微、王好古、王肯堂等有关医著中，议论精辟，如"阴盛寒湿则用四逆汤"；"结胸、痞气两分，浅深则大小陷胸丸"；"阳证即头痛身热，脉洪数也；阴证则头微痛，而身不热，脉细而迟缓"等。《重修政和经史证类备用本草》引有《孙兆方》《孙兆口诀》两书之方。孙兆又整理了其父亲的遗著《传家秘宝方》。

孙兆作为一代名医，热爱医学，在晚年受到打击、险些丧命的情况下，仍然坚持校正医书，同时提出了许多新的见解，为中医学事业做出了重要贡献。在新时代健康中国的大背景下，许多医史文献工作需要更多像孙兆这样的医家。他始终不忘初心、默默奉献的精神鼓舞我们坚持不懈，不断进取，甘于奉献，更好地为人民的健康服务。

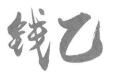

有"童心"的医家

　　小儿科，在古代又被称为哑科，古代的医家认为小儿病最难治，故有"宁治十大人，不治一小儿"之说。因为，小儿骨气未成，形声未正，悲啼喜笑，变态无常，靠望诊了解病情很难；小儿不能言语，或能言语，亦不足以取信，凭问诊了解病情亦难；小儿脉微难见，诊察时又多惊啼，借脉诊难以辨证。钱乙是古代儿科圣手，他融会贯通，医术高超，下面让我们一同走近这位有"童心"的医者之生平。

　　钱乙（1032—1113），字仲阳，祖籍浙江钱塘，后祖父北迁，故为东平郓州人。钱乙专攻儿科四十余年，在不断的临床实践中，体会到小儿在生理、病理上与成人是有差距的，他将其总结为"五脏六腑，成而未全，全而未壮""脏腑娇嫩，易虚易实，易寒易热"。这对于小儿疾病的临床诊治具有重要的指导意义。

　　北宋时期很少有专门讲述治疗小儿疾病的医书，只有《颅囟经》一书，据说由巫妨所著，钱乙便着力于研读此书，同时又熟读《黄帝内经》《难经》《伤寒杂病论》《神农本草经》等经典，源于此，他创立了儿科五脏辨证体系。由其弟子阎孝忠（又名阎季忠）整理编辑的《小儿药证直诀》集中体现了钱乙的主要学术思想。这是钱乙唯一流传下来的书籍，更是现存的首部中医儿科专著，也正是这部书奠定了钱乙儿科鼻祖的地位。

　　钱乙自幼丧母，又被父亲所抛弃，由姑妈抚养长大，其姑父是当地的大夫。故而钱乙自幼就"从吕君问医"，又因钱乙被父亲抛弃时，年仅三岁，但是他曾经感受到的那种无助之感，却一直存在于他的内心深处。或许是潜意识的痛苦，使钱乙更加关注小孩子，为了帮助他们解决痛苦，钱乙决心要成为一名小儿医。这与他的成长经历是密切相关的。

钱乙生性聪慧好学，在吕君的指导下，很快便将家中收藏的医书熟记于心，二十岁时，已开始独立坐诊。后来进入太医院，更是利用这个机会，饱读大量历代医书，充实了自己的知识。同时钱乙又毫不吝啬，大方地将自己多年的临床经验与太医院的同事们分享，以无私之心，传授经验；又以不倦之行，汲取新的养分，在不断地探讨中取精华、去糟粕。

钱乙后来受宋神宗赏识，受封御医。而正当他有着锦绣前程的时候，他开始思考自己从医的初衷是什么？是为了解决小儿疾病的痛苦呀。为此，钱乙毅然放弃了触手可及的荣华富贵，再次回到山东老家行医。突然有一天，一个叫董及之的年轻人前来拜访钱乙，董及之也是东平人士，小时候患了疮疹，遍寻名医都救治无效，病情越来越重，董及之自诉是"危恶殆极，父母已不忍视"，最后是钱乙用牛李膏治好了董及之。因受钱乙的影响董及之也成为一名儿科医生，并编著了《董氏小儿斑疹备急方论》。医道就是一代代的传承与发展。我们中医的传承也正是通过这样的一种形式才逐渐发展至今。

钱乙自身患有周痹证，屡屡发作，总能治愈。突然有一天，周痹再发，且伴随神疲乏力，钱乙恐命不久矣，于是用特殊的办法服用茯苓一个月，病情虽控制了，却留下了左侧手足偏瘫的后遗症，但他仍然坚持每天坐诊。从老弱妇幼到襁褓婴儿，从近乡邻里到十里八乡，数不胜数的人经过钱乙的救治而病愈。他一边与自身疾病做抗争，一面又怀揣着厚德敬业、无私奉献的心致力于解除人们的病痛，正如刘跂所说："乙非独其医可称也，其笃行似儒，其奇节似侠，术盛行而身隐约，又类夫有道者。"钱乙值得我们称颂的不仅仅只是他高超的医术，更重要的是他的仁心、他的淳朴，他不为名利所获，不为外物所扰的优秀品德。

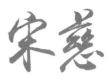

宋慈
法医学奠基人

现代所讲的法医学是应用医学、生物学及其他自然科学的理论与技术，研究并解决法律实践中有关医学问题的一门科学。通过法医学检验提供科学证据，协助侦查及刑事和民事案件的审判，并为有关法律、法规的制定提供医学资料。我国早在古代就有刑事检验的规定，如春秋战国时期的《礼记·月令》中就有"瞻伤、察创、视折、审断、决狱讼、必端平"的记载。所谓瞻、察、视、审等都是检验尸体的方法，也是法医学的萌芽。尽管《疑狱集》（951年）是我国现存最早的法医学专书，却只是反映了当时法医的雏形与萌芽。直到宋代宋慈的《洗冤集录》（1247年）问世，才宣告着我国法医学的成立及当时法医领域的巅峰。《洗冤集录》可称为世界最早的、最完整的法医学专著。

宋慈（1186—1249），字惠父，福建建阳人。幼时师从理学家朱熹的弟子吴稚，得与儒士名流交接。又涉黄干、蔡渊等人的理学论著，颇受考亭学派的影响。南宋开禧元年（1205年），进京入太学，拜太学博士真德秀为师，成为饱学之士，奠定了宋慈一生尊儒、重德、守礼、求实的人生观。南宋科举当时只有一科，名为程朱理学，就其内涵，王阳明讲其为心外无物，客观来源于内心，即现代所称唯心主义哲学。然而，宋慈考到31岁（1217年）方中乙科进士，第三名及第，属大器晚成之人。

宋慈曾四次出任法官，在长期的法官生涯中，宋慈积累了丰富的司法经验，尤擅法医验尸。在当时，验尸是违背人伦道德的，与我国传统观念相悖，一般由当地的仵作来完成。而仵作，社会地位极其低下，从业者或是了无牵挂或是孤存于世，只为糊口才会从事仵作。验尸一事何其严谨，往往却因为仵作"说假话"或"没看明白"，造成了许多的冤假错案。宋慈的出现，强化了这一行的规范，比如验尸时不能戴口罩，会影响对尸体气味的判断；验尸必须脱光患者衣物，否则难以判断身体受损的部位等。但这些规范的理念，没有得到当时世人的认可，毕竟碰上女性死者，脱光衣物是违背伦理之事，甚至连宋慈下属都不待见这种验尸手法。但就是在这样的背景下，宋慈依旧靠着自身的能力，逐渐让大家认可了他的理念。

曾有一人死于火场，官府难寻其由，究竟是在火场里被烧死的，还是被杀死后再丢入火场毁尸灭迹呢？宋慈就认为："活人遇火，被火逼奔挣，其口张开，气脉往来，那么烟灰必进口中；若是死后焚尸，其口已闭，气脉已停，则口无烟灰。"验尸一看口中满是烟灰，得以证明其死前曾奔走于大火之中。凭借个人过硬的推理能力，宋慈在断案时做到了公平公正、合乎民心，其断案之初衷，是为了查清案件，证明涉案人的清白。就火场案来说，难免官府会存在"灰色交易"之行径，宋慈为给世人一片明镜，断然喝止，专心办案，心向民众，不收受贿赂，主动担当，保持对民众的责任心、对法纪的敬畏心。宋慈在位时，常巡行各部，雪冤除暴，虽偏僻恶溺处所，亦必亲往视察。宋慈口才过人，劝说犯罪分子时配以合理推论，加上反应灵敏，他的最高纪录是在 8 个月内断了 200 多个案件。

宋慈廉政爱民，公正无私，执法严明，穷一己之力只为避免冤案、错案的发生，尤其是"独于狱案，审之又审，不敢萌一毫慢易心"的执法精神。"狱事莫重于大辟，大辟莫重于初情，初情莫重于检验。盖死生出入之权舆，直枉屈伸之机栝，于是乎决法中"，这也充分反映出宋慈良好的职业道德及公平公正的处事之道，也树立了"先做人后做事"的大众榜样。儒者出身的宋慈，本无医药学及其他相关科学知识。为弥补这一不足，他深入思考、联系实际，一方面刻苦研读医药著作，把有关的生理、病理、药理、毒理知识及诊察方法运用于检验死伤的实际；另一方面，认真总结前人的经验，以防止"狱情之失"和"定验之误"。

且宋慈认为："狱情之失，多起于之差，定验之误。"作为诉讼证据，法医检验是第一关，没有正确检验，就无从谈公正。因此，宋慈对法医检验工作一丝不苟、认真负责的态度和强烈的责任感，具有非常鲜明的时代精神。

宋慈就任常州知州之时，开始编辑洗冤集录资料，在 1247 年终于撰成《洗冤集录》一书。宋慈编纂此书，是为起到"洗冤择物""起死回生"的目的。《洗冤集录》中，书名之"洗"，不是"改"或"无"，也不是"平"或"洗除"，而是"洗雪"。这与当时宋朝"理雪制度"有关，即被告不服而申诉，由官府"理雪"。"冤"不是简单指"错误"，而指"冤枉"。"集录"意为本书乃是"博采近世所传诸书"，其中包括早已失传的《内恕录》《疑狱集》《折狱龟鉴》等数家著作，结合其自身实践、研究和思想编纂而成。该书编成之后，当朝皇帝十分重视并下令予以颁行，付梓问世，此后在我国沿用了六百多年，元、明、清三代的法医著作，大都以此书为蓝本，一直是我国刑狱官的检验指南。

宋慈一生光明磊落、坦荡无私，有着优秀的品格，这也是当今时代医务工作者应该锤炼的品质修养。我们要坚守精神追求，见贤思齐，见不贤而内自省，处理好公和私、义和利、是和非、正和邪的关系。宋慈能不断保持平和心态，看淡个人进退得失，心无旁骛努力工作，确实是我辈楷模。

李时珍
药中之贤

　　提到本草，大家会想到什么呢？对于我而言，第一反应是李时珍倾注心血之《本草纲目》。本草二字大家都能理解，可能有人会疑惑"纲目"二字？《本草纲目》叙药时，首标药物正名为"纲"，分项叙事为"目"，这就是"纲目"二字之含义。我们说到的这些都与一个人息息相关，那就是药中之贤——李时珍。

　　李时珍，湖广黄州府蕲州（今湖北省蕲春县）人，明代著名医药学家。自幼热爱医学，并不热衷于科举，曾三次赴武昌应试，均不第，故毅然选择以"仁术"为业，"弃儒从医"，立志做一名"不与草木同朽"的济世救人的良医。他23岁随父学医，医名日盛。先后到武当山、庐山、茅山、牛首山，以及湖广、安徽、河南、河北等地收集药物标本和处方，拜渔人、樵夫、农民、车夫、药工、捕蛇者为师，参考历代医药等方面书籍925种，"考古证今，穷究物理"，记录上千万字札记，解决了许多疑难问题，历经27个寒暑，三易其稿，完成了192万字的巨著《本草纲目》。此外他在脉学方面也有研究，著述有《奇经八脉考》《濒湖脉学》等，故被后世尊称为"药圣"。

　　李时珍是一位深受国人爱戴的医药学家，下面请随我走进这位医药学家的世界。

　　从《本草纲目》中所蕴藏的学术贡献中就能看出，李时珍是一位敢为人先、有创新意识的医药学家。李时珍生活的那个时期，明代封建统治者大力支持方士、道士们鼓吹所谓"长生不死""生长久视""仙方""神药"等，医药界也多为其附庸和追捧。李时珍敢为人先地进行揭露和批判，例如：水银（即汞）在历代本草中均被认为是长生之药，使不少人受骗致残甚至致死。李时珍冒着与朝廷和方士为敌的风险，直言："水银乃至阴之精，禀沉着之性，得凡火煅炼，则飞腾灵变，得人气熏蒸，则入骨钻筋，绝阳蚀脑。阴毒之物无似之者。"对于当时神仙方士宣扬长生不死之药、羽化登仙之术、辟邪辟谷之方，李时珍用自身的实践、科学的分析验证去剥除这些道教方士所极力推崇的封建迷信的神秘外衣，力图在与迷信斗争中去发展医药科学。这足以看出他坚持真理和科学严谨的治学态度。

李时珍是一位仁爱为怀的医药学家。他在医疗实践中深知作为一名医者，济世救人的社会责任之重大，故以"仁济天下"为己任。他在《本草纲目》中说道："身体发肤，受之父母，不敢毁伤，父母虽病笃，岂肯欲子孙残伤其肢体，而自食骨肉乎？此愚民之见也。"告诫人们有病求治良医，切不可伤害自己的身体。其"仁爱"之心由此可见。此外，他还是一名有智慧、有学识、关爱民生的医者。众所周知，瘟疫是一种由强致病性微生物引起的传染病，其传播速度极快。在他28岁那年，蕲州发生了一场严重的水灾。洪水刚过，瘟疫开始蔓延。在预防瘟疫方面，李时珍有着自己独到的见解。他主张对患者衣服消毒，提出了"取初患者的衣物，于甑上蒸过，则一家不染"的预防方法，在一定程度上避免了瘟疫的传播，这也与现代医疗中的高温消毒有着异曲同工之妙。五百年前的李时珍的思想与现代医学的思想碰撞出了火花，其中的融会贯通足以看出李时珍超越时代的医学思维。

李时珍还是一个深入实际、注意生活经验的医药学家。时至今日，动物粪便也可入药治病，听起来依旧会让许多人匪夷所思。其实，动物粪便入药的历史由来已久，甚至可以追溯到远古时代。它伴随着人类生活实践出现，不断发展应用，至李时珍编写《本草纲目》时几乎达到新的高峰。在《本草纲目》里，动物粪便药多达51种，涉及禽、兽包括人在内的32种动物，这表示中医很早就开始利用肠道微生物治病。例如：书中记载的活血化瘀药"五灵脂"，即鼯鼠科动物橙足鼯鼠和飞鼠等的干燥粪便，生用可行血止痛，治心腹血气诸痛；外用可治蛇、蝎、蜈蚣咬伤；炒用可止血，治妇女经水过多、赤带不绝。微生物学家赵立平曾撰文称之："中医的这个做法非常科学。"如今粪便移植疗法也已经进入国内医院临床应用。在2016年，广州市第一人民医院公开招募"捐便者"，用于粪便菌移植，治疗一些难治性的消化道疾病。

李时珍对中医药学乃至世界科学的发展都产生了深远的影响。他在行医采药途中，不畏艰险，以身取药；不惧风险，以身试药，几十年如一日，上下求索，留下了《本草纲目》《奇经八脉考》等宝贵遗产。他济世救人之心，关爱百姓，爱人知人之心，印证了仁爱为怀的医德；崇尚自然，追求真理，贯彻了医药科学的价值观念。李时珍的出现与存在，给人类医药史留下了璀璨光辉的篇章，值得我们永远学习！

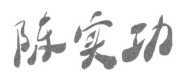

陈实功

外科宗师

从《外科正宗》走来，我们看到了明代著名外科学家陈实功的身影。

陈实功幼年多病，少年时期即开始习医，师从著名文学家、医学家李沧溟。李沧溟认为："医之别内外也，治外较难于治内。何者？内之症或不及外，外之症则必根于其内也。"此话对陈实功影响颇深，成为他数十年医疗生涯的座右铭。

陈实功兴趣广泛，所阅书籍涵盖古代文化、哲学、理学等。古今前贤的著作以及历代名医的理论、病案等一类书籍，他更是勤学苦读，爱不释手。陈实功灵活运用古代典籍中的知识，融会贯通，把自己在行医实践中取得的一些经验与古人的治病方法相互结合，总结出一套适合于大众的、实际中切实可行的理论。他继承和发展了李沧溟的观点，并根据病者的实际病况，采取内治或内治外治相结合的方法。在外科手术治疗上，尤为突出。陈实功主张"开户逐贼，使毒外出为第一"，外部手术与内服相结合，如对息肉摘除、气管的缝合等。由于他医术高明，因而名声大震，登门求医者络绎不绝。

陈实功从事外科四十余载，治愈了不少疑难杂症，积累了丰富的治病经验。由于当时身处封建社会中，人们更加注重内科，轻视外科，这是因为外科医学同内科医学相比较而言，外科医学缺少详尽的基础理论。陈实功在往常的治病行医中已深刻认识到这一点。

为了使外科医学能够让更多的人重视起来，让更多的行医者掌握其方法技巧，晚年的他不顾身体虚弱，根据自己多年行医的丰富经验和明朝以前外科医学方面的部分成就，于1617年撰写了一部重要的外科医学著作《外科正宗》，这是他学术思想的集中体现。全书二十余万字，共四卷。从疾病的根源、诊断到外科上常见的大部分疾病，从各家病因理学说到临床症状和特点，以及各种病症的治疗方法，手术的适应证、禁忌证等，都做了详细的论述。其中对皮肤病、肿瘤均有较多的论述。对于肿瘤，陈实功认为只有及早发现，才能摸清病源，如果能够及早治疗，或许尚有一线希望。另外，该书对于现代医学中所遇到的淋巴转移、鼻咽癌等，亦有论述。这些研究和探索十分珍贵，对现代临床治疗都有一定的启示。全书还综述了自唐朝以来历代外科中有效的治疗经验。其中对下颏骨脱臼的治疗整复手术，完全符合现代医学的要求，直到现在仍一直沿用。《外科正宗》印行后，广为流传，并流传到日本等国，成为中医外科的经典著作。

陈实功改变了过去外科只重技巧而不深研医理的落后状况，在发展外科医学方面起到了重要作用。陈实功的学术思想十分丰富，他崇笃经旨，刻意求新，从外科临床多皮肉筋骨损伤的特点出发，提出了"人能克万物，故百病由火而生"的观点。

陈实功认为"水火共济"是健康不病的前提。如果"水火共济"被破坏，则易致水亏火旺，痈疡之火，一则因"膏粱者，醇酒肥鲜炙煿之物也。时人多以火炭烘熏，或以油酥燥煮"而消阴灼脏。再则为房劳太过则水脏受损，真阴耗伤，水亏不能制火。因此，陈实功强调："膏粱厚味多无忌，劳伤房欲致亏阴。"并且戒之曰："凡知命者，当远之避之，择而用之者可也。"

陈实功还提出："内之证或不及于其外，外之证则必根于其内。"提出了托、补两法而尤重脾胃的见解。他强调："胃主司纳，脾主消导，一表一里，一纳一消，运行不息。生化无穷，至于周身气血，遍体脉络，四肢百骸，五脏六腑，皆借此以生养。"据此精神，陈实功所创托里法和补法均重脾胃。他提出："盖托里则气血壮而脾胃盛，使脓秽自排，毒气自解。死肉自溃，新肉自生，饮食自进，疮口自敛。"

陈实功重视外治，强调"开户逐贼"。他认为，在痈疡之脓已成，当不失时机地切开引流。他认为"开户逐贼""使毒外出为第一"。他善用腐蚀拔毒法，创制立马回疗丹、生肌玉红膏、枯痔散、三品一条枪等有效外用药剂。他还善用竹筒拔吸脓液，以枯痔散、挂线法治疗痔疮，用火针、枯瘤法治疗瘰疬和肿瘤，并能施行截肢、气管缝合等手术。陈实功不但精于外科手术，还创造发明了一些手术方法。如他发明的铜丝套扣摘除鼻息肉的手术方法，其原理一直沿用至今，并且参照前人经验，结合自己的临床体会而形成的下颌关节脱臼整复手法，也为今人所效仿。

由于陈实功学术上兼顾内外，外治擅长刀针手法，此后，清代祁坤的《外科大成》、吴谦的《医宗金鉴》、马培之的《医略存真》等，均遵循了陈实功的学术思想与经验，并且进一步发挥，逐渐形成中医外科第一大学派"正宗派"，与清代王维德代表的"全生派"和高秉钧代表的"心得派"并称中医外科学的三大学派。

除了精湛的医术，陈实功在医德方面也颇有造诣。陈实功的"医家五戒十要"，被誉为古代医生的道德行为准则。

医家"十要"的基本内容包括：一要有博大精深的医学学问和与人为善的美德；二要有基本药理常识和用药的基本功底；三要谦虚好学，善于取同行之长补己之短；四要因人而宜，因病而宜；五要诚信行医，不口是心非；六要全心全意救死扶伤，引导患者进行合理的医疗消费；七要公益当头，减轻患者的医疗经济负担；八要医疗设施配置得当，不铺张浪费；九要注意开源节流，合理利用医疗资源；十要勤于上门服务，不图回报。

医家"五戒"的基本内容包括：一戒唯利是图，欺骗行医，夸大疗效；二戒披露患者隐私，勒索患者；三戒误诊、漏诊或无故刁难；四戒行医马虎，擅离岗位；五戒漠视患者，不一视同仁。

陈实功对看不起病的患者不收医资，还捐送药物，甚至为病逝者捐棺木。他还热心于修路，为百姓造福，在南通市段家坝南边的一座木结构的桥，名为涧桥，经陈实功出资改造为石桥。他一生共捐修了五座桥。

在剑山西北半坡上，树立着一座黑色大理石纪念碑，这是为纪念我国杰出外科医学家陈实功所立，雕饰典雅，让游客身临其中，感觉庄严、肃穆。

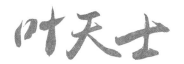

叶天士

温病学大家

古代有这样一位名医，史书称其"切脉望色，如见五藏""治病多奇中""贯彻古今医术""名满天下"，为"众医之冠"；民间则普遍传说其为"天医星下凡"；当时的尚书沈德潜亦曾为他立传说："以是名著朝野，即下至贩夫竖子，远至邻省外服，无不知，由其实至而名归也。"他就是清代著名医学家，"温病四大家"之一的叶天士。

叶桂（1666—1745），字天士，号香岩，别号南阳先生。

提起叶天士，很多人都不陌生，鼎鼎有名的《温热论》和《临证指南医案》便是他的传世之作，虽是其门人和后人搜集、整理的结果，却蕴含了他的学术思想和诊疗经验。那么，就请随我一起听听名医叶天士的故事。

叶天士最擅长治疗时疫和痧痘等症，是中国最早发现猩红热的医家。而他在温病学上的成就尤其突出，可谓是温病学的奠基人。

在清代以前，中医论治温热病大都用《伤寒论》的方法，但疗效甚微。而叶天士不仅仅在理论上独具只眼，而且在治法上独辟蹊径。他首次阐明了温病的病因、感受途径和传变规律，明确提出"温邪"是导致温病的主因，突破了"伏寒化温"的传统认识，从根本上划清了温病与伤寒的界限；《温热论》开宗明义第一句话"温邪上受，首先犯肺，逆传心包"，便指明了温邪的传入是从口鼻而来，首先出现肺经症状，如不及时外解，则可顺传阳明或逆传心包，与伤寒之邪按六经传变完全不同，为温病学说的形成开创了理论和辨证的基础，成为后世认识外感温病的总纲。《温热论》中创立的"卫气营血辨证论治"方法，成为温病辨证施治的纲领；书中还提出"卫之后方言气，营之后方言血"的原则，拟定了"在卫汗之可也，到气才可清气，入营犹可透热转气，入血则恐耗血动血，直须凉血散血"的治疗大法，在诊断上则发展和丰富了察舌、验齿、辨斑疹、辨白疹等方法。他的许多治法方剂，都成为广传后世的效验名方。《温热论》自问世以来，一直被后世医家奉为经典，推崇备至，其不仅对温病学，而且对整个中医学都有着深远的影响。清代名医章虚谷高度评价《温热论》，说它不仅是后学指南，而且是弥补了仲景书之残缺，功劳卓著。

冰冻三尺非一日之寒，叶天士的伟大成就并不是一蹴而成的。叶天士出生于中医世家，祖父叶紫帆（一作子蕃），医德高尚，又是有名的孝子；父亲叶阳生，医术更精，读书也多，且喜欢饮酒赋诗和收藏古文物。在浓厚的医学氛围熏陶下，叶天士少承家学，对医学产生了浓厚的兴趣，未及弱冠之年便已通读了《黄帝内经》《难经》及唐宋各家中医著作。叶天士 14 岁时，父亲病逝，家庭的支柱突然倒塌，对于年少的叶天士来说是不幸的，然而对于习举子业的叶天士来说，这恰是一个习医的转机，不管是基于家庭责任，还是心中所向，叶天士弃儒从医了。

最开始他跟随父亲的门人朱某学医，很快叶天士的天分就显露出来了，他聪颖过人，加上勤奋好学、虚心求教，常常"闻言即解，见出师上"，不久便能独立行医应诊，前来求诊的患者甚至超过了他师父。但叶天士从不满足，他不仅孜孜不倦，而且谦逊向贤，不仅博览群书，而且虚怀若谷，善学他人长处。他以"三人行必有我师"为信条，只要比自己高明的医生，他都愿意行弟子礼拜之为师；凡听闻某人善治某病，得时便虚心从师请益，必待学成后始归。从 12 岁到 18 岁，他读万卷书，又行万里路，遍访周边良医，他先后拜过师的名医就有 17 人，其中包括周扬俊、王子接、马元仪、张璐玉等著名医家，后人称其"师门深广"。

有一天，一举人入京赶考，经过苏州时得了感冒，服叶天士一剂药治好了。同时，叶天士也从脉象上诊出了他患有消渴病（糖尿病），并预言"舍舟登陆"后必发，且无药可救，寿命最多还有一个月，劝其回家料理后事。举子心中悲戚，但在同伴的怂恿之下，还是踏上了继续赶考之路。到了江苏镇江，机缘巧合来到金山寺，遇到一位医僧。举子求诊，医僧给出了和叶天士一样的诊断。但不同的是，他给出了治疗方法——渴即以梨代茶，饥则蒸梨作膳，并预计到了京城，食过百斤病也就好了。结果的确如此。

后来举子衣锦还乡，再次碰到了叶天士，便将经过一一讲述。叶天士看到了自己的差距，很是惭愧，于是摘牌停业，遣散门人弟子，并放下身段，隐姓更名，投于医僧门下学习医术。一段时间后，叶天士感觉自己的医术好像和医僧差不多，于是再诊治疾病的时候，便请求代为立方。医僧看完处方，夸赞他的医术与大名鼎鼎的叶天士不相上下。但是叶天士对自己并不满意，因为对于消渴病的诊治，深知自己的医术还是逊于医僧的，只是差距在哪还不知道。终于，在一例虫积腹痛的垂危患者身上，叶天士找到了自己与医僧的差距：即砒霜用"三分"与"一钱"的差别。这看似微小的差别，在效果上却是截然不同：一是病重药轻，虫暂困，再发作时必致无药可救；一是虫死除根，永绝后患。能诊断出虫病，能大胆用砒霜，但却"不知虫之大小"，用药也是药不及病。医僧指点他说："谨慎太过。"《黄帝内经》有言："有故无殒，亦无殒也。"谨慎太过，也会误人性命，必须精益求精，才能万无一失。叶天士心悦诚服，坦诚以真实身份相对。医僧被其所感动，将自己珍藏的一册经验秘籍赠予叶天士。

还有一次，叶天士母亲患病，多方治疗总是无效，又遍请城内外名医，也不见效。他便问仆人："本城有无学问深而无名气的医生？"仆人说："后街有个章医生，常夸自己医术比你高明，但请他看病的人寥寥无几。"叶天士吃惊地说："出此大言，当有真才实学，快请来！"仆人奉命去请，章医生详细询问病情，仆人说："太夫人病势日危，主人终夜彷徨，口中反复念着'黄连'。"章医生到叶天士家诊视老太太后，仔细查看过去的药方，沉吟很久说："药症相合，理当奏效，但病由热邪郁于心胃之间，药中须加黄连。"叶天士一听便说道："我早就想用黄连，但因母亲年纪大，恐怕会灭真火，若是别人我早用了。"章医生说：

"太夫人两尺脉长而有神，本元坚固。对症下药，用黄连有何不可？"叶天士表示赞同，加入黄连后果然两剂药下去病就好了。以后叶天士经常对人说："章医生医术比我高明，可以请他看病。"

此后，叶天士便深刻领悟到辨清病症才是医治的前提，必须一切以病为中心，由此出发，在进行治疗时才不会因人不同就缩手缩脚，甚至改变治法。在治病面前，人人平等，治法不应搞特殊化，人皆"普同一等"，唯以病症不同为依据，只有摆脱种种主观造成的束缚，才能认清病症的实质；实事求是，才能给出有效的治疗，方能真正做到"上以疗君亲之疾，下以救贫贱之厄，中以保身长全，以养其生"。

叶天士本来就神悟绝人、聪明绝世，加之这样求知如渴、广采众长，且能融会贯通，自然在医术上突飞猛进，不到30岁就医名远播。

他曾给到江南巡访的乾隆皇帝号过脉、诊过病，乾隆亲笔写了"天下第一名医"的匾额赐给他。除精于家传儿科，对温病独具慧眼、富于创造之外，叶天士在许多方面有其独到的见解和方法。在杂病方面，他补充了李东垣《脾胃论》详于脾而略于胃的不足，提出"胃为阳明之土，非阴柔不肯协和"，主张养胃阴；在妇科方面，阐述了妇人胎前产后、经水适来适断之际所患温病的证候和治疗方法；对中风有其独到的见解和治法，还提出久病入络的新观点和新方法，如此等等，不一而足。后人总结其治病特点为：诊疾深明病源，立方不拘成法，投药每有奇效，治疗常多变通。

除精通医术外，叶天士还有一颗仁者之心。他深知医道纯粹、大道至简，他提出："医道之本是治病救人。""医者有割股之心，而不可有丝毫一己之念；医术乃济世之术，医者关乎千万人之性命，若把医术当成求名求利之术，则无异于盗匪。"医术不可与钱财扯在一起，无私无我医道方可圆融，无私己之心方是为医正道。他一生都恪守医道，从来只收诊金，不收任何谢礼和馈赠，包括皇上的赏赐。有一年，苏州发生大瘟疫，他更是倾其家用，深入疫区，亲自为患者熬药，直到疫情得以控制，患者都转危为安，他才放心回家。叶天士是真正的"医痴"，痴于道、痴于医、痴于精、痴于诚，正因其"痴"，才成就了医术精湛、医理精博、医道中正的叶天士。

　　叶天士临终前告诫他的儿子们说："病有见证，有变证，必胸有成竹，乃可施之以方。""医可为而不可为，必天资敏悟，读万卷书，而后可借术济世。不然，鲜有不杀人者，是以药饵为刀刃也。吾死，子孙慎勿轻言医。"这是一个对自己的言行极端负责的仁者之言，同时也显示出他在医学乃至人生的追求上所达到的境界。因为往上走得越高，就越知道天高远不可及，越知道自己的渺小不足言。他是"医痴"，却也是最聪明、最谦虚的人。

　　在中国医学史上，叶天士是一位具有重大贡献的医家。无论是其医学理论、治学态度，还是恪守医道、心系苍生的仁者之心，都值得后人铭记和学习，他永远是后世习医者的光辉典范，必将激励我们心系百姓，刻苦钻研，为振兴中医学事业贡献自己的力量。

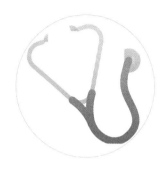

第二篇
中国现代医药学家故事

扬创新思维，弘敬业精神，颂爱国情怀。

忠诚奉献，顽强拼搏，爱我中华。

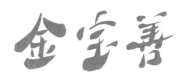

中国卫生防疫事业的开创者

　　卫生防疫是关系到一国或一个地区人民大众健康的公共事业，我国从中华人民共和国成立以来对卫生防疫事业的建设，取得了很大的成绩，尤其是对各种传染病的监测，逐渐控制了各种传染病的发展和流行。在这个巨大的成绩背后，有一位默默为之奉献一生的学者，他就是金宝善。

　　金宝善（1893—1984），是我国卫生界的老前辈，老一代的公共卫生学家。他曾是北京医学院（今北京大学医学部）卫生系的一级教授、名誉系主任。

　　金宝善1893年4月生于浙江绍兴，自青少年时代起就一直勤奋好学。他在绍兴府学堂求学时，受鲁迅等人的影响，立志科学救国。他17岁那年考入南京水师学堂，后转入杭州医学专科学校。1911年，他到日本千叶医学专科学校就读，毕业后进入东京帝国大学传染病研究所，研究传染病及生物制品。

　　1919年，金宝善从日本回国后，在刚成立的北京中央防疫处任职。当时正值北洋政府内务部所属中央防疫处创建之期，金宝善受命任职该防疫处技师。在此期间，他投身于烈性鼠疫的防疫研究，并从事生物制品的研制工作，他用日本带回的菌种制出多种免疫制剂，如白喉抗毒素、免疫血清、牛痘疫苗等生物制品，开创了我国自制生物制品事业的先河。当时的中国贫穷落后、经费匮乏、人才不多、设备简陋，即便是在那样的情况下，金宝善依然发奋图强，发挥自己的聪明才智，开辟了中国自制生物制品的道路。

为了进一步提升自身的水平，金宝善 1926 年又到美国约翰斯·霍普金斯大学公共卫生学院进修，获公共卫生学硕士学位。学成后，他立即返回中国。1928 年起，他先后从事卫生防疫技术和卫生行政工作，历任杭州市卫生局局长，卫生部保健司司长，卫生署副署长、署长，卫生部次长、部长。金宝善经历了中国卫生防疫事业从创建到发展的全过程，为中国卫生防疫事业的建设、收回海港检疫权、建立现代医疗卫生制度，以及建立卫生实验区的地方、乡村、边疆卫生机构等方面做出了巨大的贡献。1930 年在法国举行的世界医学大会上，金宝善代表中国作"关于中国卫生状况"的报告，第二次世界大战后，又成为世界卫生组织的发起人之一。

金宝善积极推行《全国卫生行政系统大纲》，到 1947 年，全国有 26 个省设立了卫生处，1013 个县设立了卫生院，一套从地方到中央的公共卫生体系基本建成。1948 年，他旅居美国。

当中华人民共和国成立的消息传到美国，金宝善为中国人民反帝事业的伟大胜利而由衷地感到欣慰，一种民族的责任感和爱国的赤子之心促使他在美国积极奔走，为新中国筹备捐款。中华人民共和国卫生部长李德全托人带信给他，希望他回国。金宝善十分激动，欣然答应。当时美国的政治气候对中国人民极为不利，金宝善的行动让许多美国学者无法理解，也激起一些人对他的不满。以美国医药园华协会理事长、哥伦比亚大学生理学教授格雷森为首的一些学者名流出面劝阻，从纽约劝到华盛顿，又从华盛顿劝到旧金山，金宝善的母校约翰斯·霍普金斯大学也立即表示可以聘请他为终身客座教授。但金宝善归国心切，他怀着一颗赤诚的爱国之心，毅然于 1950 年 3 月携眷回国，投身社会主义祖国的医学卫生事业的建设。

金宝善回国后，先后在卫生部担任技术室、参事室主任。1954 年到北京医学院公共卫生学系任系主任、一级教授，同年当选为全国政协第二届全国委员会委员，兼任中国红十字会常务理事、中华医学会常务理事、《中华卫生杂志》主编等。

1955 年 5 月，金宝善参加全国人大代表和全国政协浙江视察团赴浙江视察农村卫生情况时，看到浙江医学院的学生利用假日参加预防血吸虫病的灭螺工作十分感动，他认为"这项活动不但使学生对血吸虫病的了解、防治很有帮助，并且在提高国家对中国农村卫生状况的认识上也起了作用，还可使学生们在政治思想和专业教育上得到实践的机会，其意义非常之大"。他看到大批的保健员、卫生员和接生员在农村开展基层卫生保健工作，感慨地说："在人口多、疾病多而医生少的农村里，旧时代认为不可能解决的农村卫生问题，现在已在农业合作化的基础上找到了出路。"

1957 年 5 月，他在全国政协第二届全国委员会第三次全体会议上发言时，呼吁医疗机构应执行医疗与预防相结合的制度，克服医疗机构只做治疗而缺少致力于预防工作的情况。卫生防疫站的工作必须加强，必须充实高级专业卫生干部和仪器设备，各种经济文化部门应主动关心劳动人民的健康。并建议卫生部和有关部门举行一次全国性的贯彻"预防为主"方针的学习运动，制定相应办法来贯彻执行，使我国人民保健事业有更全面的进步，以保证经济文化建设的迅速完成。他的这些意见和建议，在目前深化改革开放、建立社会主义市场经济体制的新时期仍然值得我们重视。

看到新中国医学教育的发展，他高兴地说："静坐冥思，将中华人民共和国成立前后卫生事业里中西医的处境情况做了对比，深深感到，如果没有社会制度的彻底改变和正确的政治领导，光靠一点科学知识是丝毫解决不了任何社会问题的。以卫生事业里的医学教育为例，中华人民共和国成立后不久，在院系调整时，上海原有圣约翰大学医学院、震旦大学医学院以及同德医学院等三个医学院合并成为上海第二医学院，将英、美、法、德等西医熔于一炉而成为一体，这在中华人民共和国成立前是不可想像的。中西医间的对立问题也开始解决了。在新中国的社会里，无处不出现着历史的奇迹。"

金宝善虽然在"文化大革命"期间受到两次严重的冲击和伤害，但他始终热爱社会主义，愿把自己毕生的精力贡献给祖国的卫生防疫事业。在他耄耋之年，仍然甘为人梯，为教师开办英语和日语学习班，每天拄着拐杖到图书馆查阅、翻译和摘抄最新的各种外文资料，分送给各学科供教师作为教学和科学研究的参考。

金宝善为开拓祖国的公共卫生事业做出了积极的贡献，为培养医学卫生专业人才付出了大量心血。他赤诚的爱国主义思想与行动，严谨的治学态度和严格的科学作风、几十年来在中国卫生事业发展中所做的贡献和努力以及他那要为振兴中华竭尽全力的精神，值得我们永远怀念和学习。

汤飞凡

挑战沙眼衣原体的病毒学家

沙眼是由沙眼衣原体引起的一种慢性传染性结膜角膜炎，因其在睑结膜表面形成粗糙不平的外观，形似沙粒，故名沙眼。据世界卫生组织统计，全世界有六分之一的人口患有沙眼。新中国成立初期，我国约有50%以上的人口患有沙眼，边远农村地区患病率高达80%～90%，当时民间有"十眼九沙"的说法。沙眼也是引起失明的重要病因。

沙眼衣原体是谁发现的呢？该病原体引起沙眼的致病作用又是谁证实的呢？为解答这些疑惑，请随我一起了解挑战沙眼衣原体的科学家汤飞凡院士的生平。

汤飞凡（1897—1958），中国第一代病毒学家，中国科学院院士，是世界上发现重要病原体的第一位中国人。

1897年7月23日，汤飞凡出生于湖南醴陵汤家坪。他学习刻苦，从小立志学医，立志振兴中国的医学。

1921年，汤飞凡自湘雅医学院毕业，到北京协和医学院进修三年多，其间读了很多书，扎扎实实掌握了各种实验技术，并确立了他一生恪守的原则：搞科学研究必须手脑并用。

1925年，汤飞凡到美国哈佛大学医学院细菌学系深造并工作，参加其系主任秦瑟（Hans Zinsser）教授的研究工作，加入了病毒学研究的开拓者行列。

1929年，汤飞凡在祖国的召唤下，回到中国。回国后，他先后在当时的中央大学医学院、上海雷士德医学研究所、中央防疫处等单位工作，其间他把自己的显微镜捐了出来，装备实验室；他除了继续研究病毒外，还对沙眼、流行性腮腺炎、流行性脑膜炎、流行性感冒等传染病病原学进行研究；他主持了中央防疫处迁往昆明的重建与生产；主持筹建了中国最早的生物制品质量管理机构——中央生物制品检定所；主持制定了中国第一部生物制品规范——《生物制品制造检定规程（草案）》。

"七七事变"后，日本发动了大规模的侵华战争。热爱祖国的汤飞凡走出试验室参加了上海前线救护医疗队，到离前线只有数百米的急救站抢救伤员。他忘却了自身的安危，日夜冒着炮火抢救伤员。

新中国成立初期，政府决定大规模施行预防接种，以控制传染病的流行。汤飞凡亲自领导一个研究组突击研制出鼠疫减毒活疫苗、黄热病疫苗等，并扩大疫苗的生产量。中国在1961年就消灭了天花，比全球消灭天花早16年，与汤飞凡的贡献密切相关。

到了1954年，我国的烈性传染病已基本被控制。汤飞凡恢复对沙眼的研究。他制订了研究计划，进行了沙眼包涵体研究、猴体感染试验和病毒分离试验，并于1954年6月开始研究，在这一年的时间里，他和助手从同仁医院沙眼门诊取回材料201份进行研究，在48例中找到包涵体，并发现包涵体有四种形态：散在型、帽型、桑椹型和填塞型，通过形态学的深入研究，汤飞凡阐明了它们的形成和演变过程，描述了沙眼病原体的发育周期。其间，他和助手应用猴子建立沙眼模型，并发现：猴子与人因眼结膜解剖学构造不同，患沙眼后的症状也不同，人沙眼发生角膜血管翳，晚期睑结膜发生瘢痕，而猴子沙眼没有瘢痕和血管翳。

1955年，汤飞凡和助手采用鸡胚卵黄囊接种法分离沙眼病原体获得成功，分离到了世界上第一株沙眼病原体，这一株沙眼病毒被汤飞凡院士命名为TE8（T表示沙眼，E表示鸡卵，8是第8次试验）。

沙眼病原体的成功分离是沙眼病原学、沙眼治疗和预防研究的关键性技术突破。汤飞凡及国际医学家利用TE8做了一系列研究。

1957年除夕，汤飞凡将TE8种进自己的一只眼睛，造成了典型的沙眼，为了观察全部病程，坚持了40多天才接受治疗，无可置疑地证明了 TE8 对人类的致病性。

1981 年，国际沙眼防治组织向汤飞凡颁发了沙眼奖状和奖金。

1982 年，汤飞凡获得国家自然科学奖二等奖。

沙眼病原体分离成功后，汤飞凡将研究重点转向当时对儿童健康危害极大的麻疹和脊髓灰质炎，他的研究为麻疹和脊髓灰质炎疫苗的研制奠定了基础。

1992 年 11 月 22 日，我国发行了一套"现代科学家"的纪念邮票，其中一位就是汤飞凡院士。

汤飞凡院士热爱医学，热爱祖国，为了中国的医学事业多次拒绝国外高薪聘请，坚持在国内进行科学研究。他甘于奉献，顽强拼搏，为中国的医学事业做出了重要贡献。他的精神仍鼓舞着我们认真学习、献身医学。

张孝骞

献身医学事业的楷模

  无论是在协和还是在湘雅，持之以恒的搏击和奋斗，彰显了他对医学教育、培养人才的执着追求。他就是被人们尊称为"协和泰斗""湘雅轩辕"的一代名医张孝骞。

  张孝骞（1897—1987），中国科学院院士，是我国著名内科专家、医学教育家，中国消化病学的奠基人。

  1897 年 12 月，张孝骞出生在湖南省长沙市一个清贫的教师家庭。1911 ～ 1914 年，他先后在长沙明德中学、益阳信义中学、长沙长郡中学读书。在校期间，他特别重视数理化和外语的学习，希望以后能考上工业学校，实现工业救国的理想。毕业时长郡中学校长劝张孝骞报考湘雅医学院。也正是在这个时候，他认识到中国虽然需要发展工业改变贫困的状况，但"病"同样危害至深。因此，张孝骞决心行医治病。

  1914 年 12 月，张孝骞以第一名的成绩进入湘雅医学院第一班学习。1921 年毕业时，他取得学业成绩和毕业论文两个第一名，成为湘雅建校以来首届毕业状元，接受了校长和湘雅医学会会长共同签发的毕业证书，并被美国康涅狄格州政府授予医学博士学位。毕业后张孝骞留校工作，并于 1924 年 1 月到北京协和医学院深造。一年后，他正式留在北京协和医学院工作，任住院医师、总住院医师。

  1926 年 9 月，张孝骞赴美国约翰斯·霍普金斯大学医学院进修一年，从事血容量的研究工作。30 岁的张孝骞开始在医学界崭露头角。1933 年 12 月，张孝骞再次前往美国，与斯坦福大学著名消化系专家布仑菲尔德（Brumfield）教授共同进行胃分泌研究。

1934 年 7 月，张孝骞回到北京协和医学院担任内科消化专业组的领导。一方面从事繁重的门诊和教学工作，另一方面仍然进行胃肠疾病的研究工作，为进一步搞好临床医学和医学教育工作打下了良好的基础。

1937 年"七七事变"后，他毅然放弃北京协和医学院优厚舒适的条件，停止了已经进行多年的、卓有成效的科研工作，全家轻装南下。回到长沙不久，接任了湘雅医学院院长职务。

1938 年夏，战火逼近长沙，张孝骞为了保存这所已具规模、历史悠久的医学院，不顾反对，力排众议，率领全院师生，携带必要的仪器设备、图书，长途跋涉，迁到贵阳继续办学。在极端困难的条件下，他以身作则，带头减薪一半，同大家同甘共苦，在山沟里支撑着这所移动的大学。

张孝骞在国家于危难之际挺身而出，确保了医学院不被敌人占领、不溃散，最后发展成我国一所著名的医学院，培养出众多的优秀人才。张孝骞教授曾立下誓言："生命的泉，即使伴和着血和泪，也要在自己的国土上流淌。"他以实际行动行动，实现了自己的誓言。

1948 年 4 月，张孝骞辞去院长职务并于同年 9 月回到了北京协和医学院，任内科学教授和内科主任，积极投入复校与开诊工作。他多方邀请内科专家，并把内科分成消化、心肾、传染、血液、呼吸等专业组，促成了内科学分支学科的专业化，开始了全面的科研工作。

张孝骞一生从未离开过临床，直至 85 岁高龄，他还坚持一周两次门诊、四次查房的惯例。即便在他与病魔抗争的最后时光，他仍心系医疗工作，在病房中整理病案资料。查房时，他常会指出，以前哪年、哪个病房、哪位医师主管过类似患者。甚至二三十年前看过的患者，他都能说出姓名、病历号，仿佛一直陪伴在患者身旁。

张孝骞非常重视不断学习知识，经常用休息时间在了解、跟踪医学的发展前沿。他认为临床工作者应以临床医师和科研工作者的双重身份来做好工作，把每一个具体病例都当成一个研究课题，从个别患者疾病的特殊性出发，发现疾病的共同性、普遍性，从而推动医学事业的发展。"戒、慎、恐、惧"四个字一直是张孝骞的座右铭。他认为自己在患者面前，永远是一个小学生。医生要以"如临深渊，如履薄冰"的心态，小心翼翼地诊断，避免误诊和差错。

张孝骞主张读书，但是他最反对临床医生只顾埋头读书，不仔细观察患者病情的变化，不注重临床细节问题的发现和解决。他一直强调临床医生要"勤于实践，反复验证"。医疗、教学和科研三者之间，他主张医疗居首位，临床工作的重点要放在观察每一个具体患者上。他告诫学生，不要做看书的郎中。他说英语中的 bedside 是指临床医生必须贴近患者的床。亲临实践是他对年轻医生的要求。张孝骞认为临床诊断可分两个步骤，第一个步骤是收集资料。他认为病史是患者来求医的直接原因。事实上，50% 以上的病例应当能够从病史得出初步诊断。

"文化大革命"期间，张孝骞备受侮辱和折磨，1968 年他被关进"牛棚"达 9 个月。在逆境中他仍坚持共产主义的理想。直至耄耋之年，尤其当他知道自己身患肺癌之后，坚决要求加入中国共产党。1985 年12 月 18 日张孝骞被接纳为中国共产党党员。

张孝骞一生历经辛亥革命、抗日战争、解放战争，旧中国的贫穷落后，"东亚病夫"的奇耻大辱是他立志学医的初衷；中华人民共和国成立前的战乱磨炼、坚定了他行医的决心，中华人民共和国成立后，党和人民对一位品德高尚、技术精良的医者的需要和尊重使他"为民治病、造福社会"的赤子之心得到了最大的满足。

张孝骞用一生践行了"为民治病，造福社会"的宏伟目标，他是当之无愧的、卓越的医学科学家和教育家；是悬壶济世救苍生的一代名医；是我们广大医学工作者及医学生学习的典范和楷模。

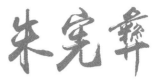

朱宪彝

代谢性骨病的现代知识之父

走进天津医科大学的校园，很容易就能发现那屹立在南门的一尊半身雕像——朱宪彝。这所中华人民共和国成立后第一所高等医学院校的创始人和首任院长，是中国临床内分泌学的奠基人之一，是国际代谢性骨病钙磷代谢研究的先驱者。今天，我们就来说一说这位医学家生平的故事。

朱宪彝（1903—1984），1903年出生于天津。1922年，他以几乎全优的成绩考入北平协和医学院（今北京协和医学院）。由于成绩名列前茅，第一年就获得了奖学金。学习中，他领会到医生是造福人类的崇高职业，并立志献身医学事业。

学生时期的朱宪彝勤奋用功、成绩优异。被誉为"协和三宝"的图书资料、病案资料、专家教授成为朱宪彝在医学世界开疆拓土的重要支撑。为了搜集资料，年轻的朱宪彝经常让图书管理员把自己反锁在图书馆里，彻夜钻研。1930年朱宪彝完成学业，获得美国纽约州立大学医学博士学位。由于成绩优异，成为该届毕业生中唯一荣获文海奖学金的人。学生时代的这种嗜书如命的好习惯他坚持了一生。一直到晚年，他的节假日大部分是在图书馆和书桌旁度过的。他订的杂志、买的书摆满走廊和客厅。他经常说："现在科学技术发展如此之快，如果一个月不读书，不看各国杂志，就将成为外行。"他从不相信天资决定成就，而以"勤能补拙"勉励他的学生，他摘抄的读书卡片资料共计有10万张，一生撰写的论文有400万字。

学生时代的刻苦学习为他后来的研究工作打下了扎实的基础。从

1934 开始在协和医院和刘士豪一起开始对佝偻病、软骨病及其他代谢性骨病进行系统研究，他在代谢性骨病的研究上一直居国际领先水平。他提出的"维生素 D 的活化要在肾脏进行"约 20 年后才被美国学者证实。他提出的"肾性骨营养不良"的命名，迄今仍被使用，被国际上尊称为"代谢性骨病的现代知识之父"。

朱宪彝逝世后，美国著名骨代谢专家帕菲特发表的长篇纪念文章《朱宪彝——中国维生素 D 缺乏和软骨病临床研究的先驱》，他在文中追忆道："他的逝世标志着代谢性骨病理论发展的一个重要历史时期的终结。他们的成就至今仍对我们有重大的教益和深远的指导作用。"

中华人民共和国成立后，朱宪彝继续以极大的爱国热忱投入于新中国的医学科学事业中。他以危害较大、发病比较复杂的地方性甲状腺肿和地方性克汀病作为主要研究方向。他说："在我们国家里还有一些智商有缺陷的人，其中不少是青少年。这将成为国家的负担，现在不抓紧，患克汀病的婴幼儿还将陆续出现，这是一个十分现实的问题，是要拖我国现代化后腿的。"为了更好地了解发病情况，他与地方防治机构密切协作，深入山区做现场调研。他跋山涉水，对我国山东、河北、山西、新疆、贵州、云南、四川等地进行现场防治研究。经过 20 余年的努力，基本摸清我国地方性甲状腺肿和地方性克汀病的流行特点和临床类型，提出了科学的诊断方法和诊断标准，并为全国防治研究工作制定了完整的规划。

创办天津医学院是朱宪彝对我国医学教育事业的特殊贡献，也是他作为医学教育家的新的里程碑。天津从 1930 年北洋医学堂停办，到中华人民共和国成立前的二十年中，没有高等医学院校。1950 年天津高等院校院系调整时，以朱宪彝、方先之为代表，通过卫生局局长蔡公琪向市领导建议应在天津建立一个医学院，并且坦率诚恳地表示："我们这些人本来都是在协和医学院教学的，如果天津建立医学院，愿意回到医学教育老本行，担任临床教学工作，为天津培养医学人才尽力。"1951年 6 月，他受人民政府的委托筹建新中国天津市第一所医学院。自任命后 3 个月，他就完成了筹建医学院的大部分工作：从建筑、聘请教师、招生、订立规章制度、购置教学设备，以及课程设置，都亲自动手，可谓呕心沥血。朱宪彝非常重视基础科学教育，1980年在中央和直辖市领导的支持下，经朱宪彝倡议，天津医学院与南开大学合办八年制医学教育试点班，与天津大学合办生物医学仪器试点班，成为全国首办八年制教育的院校之一。随后创办全国首个高等护理系，培养高层次护理人才。在朱宪彝的领导下，天津医学院逐步成为天津市医疗、教学和科学研究的核心力量。

朱宪彝一生不求索取，只求对国家、对医学事业多做奉献。1984年11月底，朱宪彝患感冒、咳嗽、心房纤颤。大家都劝他早些住院治疗，他婉言谢绝了。他说："新楼（总医院）病房的会议室、过道和各科门诊室都住满了患者。我是医学院的院长，愧对患者，怎么能和他们争床位呀？"他曾对秘书吴宝荣说："虽有鸿鹄之志，已是力不从心。"但他仍怀有壮志胸怀，表示"我虽年迈，但只有青春，没有老年。春蚕到死丝方尽，我要为'四化'吐尽最后的一口丝"。

1984年12月25日上午，朱宪彝正在家伏案工作时，心脏病猝发，没来得及抢救，就永辞人间了。其实，朱宪彝之前已经病了一个多月了，院领导和同事们都劝他早日住院治疗，被他一次一次推辞。就在他逝世前的20分钟，他仍然向秘书交代着一件又一件要做的工作。临终前，朱宪彝留下"四献"遗嘱：献出全部藏书供图书馆使用；献出全部存款建立奖学金；献出一套私人住宅供学校使用；献出遗体供医学解剖，完成了他"医学家最后的归宿"，至今他的内脏标本还放在生命意义展室供后人观摩。他捐献的不仅仅是存款、期刊、私人住宅和遗体，他捐献的更是为了祖国医学事业奋斗终生的赤子之心。近乎"裸捐"的告别方式成为天津医科大学校园里永远不老的"传说"，连同他永远留下的肺腑一同影响和带动了许许多多普通人选择这样的方式与世界握别，这就有了后来满是遗嘱的生命意义展室和蓟县元宝山庄奉献纪念碑。

朱宪彝的一生是奉献的一生，他什么也没有带走，什么遗产也没有给子孙们留下，而是把毕生所得都无私地奉献给医学院，奉献给了医学教育事业。他为人民事业无私奉献的精神和严谨务实的科学态度，更是他留给我们的无价之宝，值得我们永远学习继承和发扬。

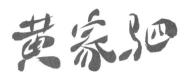

我国心胸外科奠基人之一

20世纪60年代，他成功完成了我国首例食管癌根治术、我国首例针刺麻醉下胸外科手术，他主编的《外科学》是我国权威的外科学著作，你知道这位科学家是谁吗？

他曾是一名来自江西玉山的少年，练就一身本领，最终成为一位上台持刀手术、下台握笔成文的医学家。外国人能做的，他做了；外国人没有做的，他也做了。他就是中国著名的胸心外科学家、心胸外科奠基人、医学教育学家，中国科学院院士——黄家驷。

黄家驷（1906—1984），1906年出生于江西省上饶市玉山县一个书香门第家庭。黄家驷自幼聪敏好学，1919年，轰轰烈烈的五四运动把反帝反封建的新思想吹到了玉山城，13岁的黄家驷和四位堂兄决定去南昌上新学堂。在高中一年级时，黄家驷以优异的成绩提前考入当时著名的医学学府——北京协和医学院，从此医学成为他认识世界、了解自我、服务社会的一条人生之途。

1933年，黄家驷获取医学博士学位，结束了在北京协和医学院八年的学习生活。在这里他系统地学习并掌握了一整套现代医学的基础知识。1935年，黄家驷到上海医学院任教。1937年，"八一三"事变发生的第二天，他受命担任上海医学院医疗队副队长，前往无锡筹建伤兵医院。

1940年，他考取了清华大学唯一的一个庚子赔款留美的医学名额，以副教授之衔来到密歇根大学医学院研修胸腔外科，希望学到先进的医疗技术拯救苦难中的人民。他基础扎实，在导师指引下很快掌握了胸外科技术，获得美国外科专家和外科学硕士两项证书，成为美国胸腔外科学会创始委员、美国亚历山大胸腔外科学会会员和国际外科学会会员。

1945年，黄家驷不为美国的高薪聘任和优厚待遇所动，毅然回国开创胸外科事业。他迫不及待地搭乘太平洋上刚刚通航的美军运输机回国。三天三夜的颠簸飞行，在印度转机时，他丢失了托运的全部行李，却完整无缺地携带整套胸外科手术器械回到了魂牵梦萦的祖国，用他的"舍弃"和"坚守"报效祖国。

回国后，他一面在上海医学院执教，一面在附属中山医院和中国红十字会第一医院（今华山医院）从事胸外科的创建工作。虽然黄家驷担任两家医院的外科主任，但身为名医的他却过着十分清贫的生活。当时不少人劝他联合开业，增加收入。他总是笑着说："我感兴趣的是当一名好教师、当一名好的胸外科医师。"他用"舍弃"和"坚守"诠释了医者的情怀。他用带回国的手术器械，较早地在国内开展了各种类型的肺切除术、食管切除术、动脉导管结扎术和心包切除术等。

1950年冬，朝鲜战争逼近鸭绿江。黄家驷带头参加上海市抗美援朝志愿医疗手术队奔赴东北前线，担任总队长兼第二大队大队长。在这段时间，黄家驷和全体队员同甘共苦，一起投入抢救伤病员的紧张战斗。半年里，全队施行手术近千次，疗效显著。

20世纪50年代初期，他致力于支气管肺癌的治疗研究，开展了胸内气管、支气管外科手术，并为全国各地医学院校培养了大批胸外科专业人才，为全国各地胸外科的发展奠定和发展做出了巨大贡献。

1954年，受卫生部委托，黄家驷主持编写外科学教材。他邀请曾宪九、兰锡纯、吴阶平、方先之和裘法祖等专家一起编写，并于1960年正式出版了中国第一本统一的医学院校中文外科学教材——《外科学各论》。1964年，在《外科学各论》的基础上，他又领导编写组编写了《外科学总论》，并合编为《外科学》。1983年，黄家驷决定重编《外科学》，出版第四版，但在编写过程中，他因病与世长辞了。《外科学》编委会为纪念黄家驷呕心沥血主编《外科学》的事迹以及他对我国外科学发展的卓越贡献，一致决定把第四版《外科学》命名为《黄家驷外

医学生必读育人故事50例

科学》。

　　黄家驷为人正直、医德高尚、廉洁简朴、待人真诚、平易近人。他的一生是救死扶伤、无私奉献的一生；是勤奋不息、诲人不倦、教书育人的一生。他对祖国一片赤诚，一生为振兴祖国的医学事业做出了忘我的贡献。

王琇瑛

中国首位南丁格尔奖获得者

南丁格尔奖是红十字国际委员会为表彰在护理事业中做出卓越贡献人员的最高荣誉奖。

王琇瑛（1908—2000），护理专家和学者，是中国第一个获得国际红十字会委员会颁发的南丁格尔奖章和奖状的护士，第一个获得英国皇家护理学院荣誉校友称号的护士。1949年，在纪念南丁格尔诞辰时，王琇瑛在《中国护士季报》第1卷第2期上发表了"五·一二护士节感言"。她写道："护士是国家保健的卫兵，这是他们工作中的信条。国家不可一日无兵，亦不可一日无护士。"

王琇瑛一生致力于公共卫生护理教育工作。她热爱护理事业，执教认真、治学严谨，培养了大批护理人才。在培养公共卫生护理人才与宣传卫生保健知识方面，做出了卓越贡献。

1908年，王琇瑛出生于河北省保定府定县。1926年，她听到了北京协和医学院护士学校校长盈路得（Ruth Ingram）女士介绍护士工作重要性的报告，毅然选定了这个治病救人的专业，当即报考北京燕京大学特别生物系的护士预科并被录取。

在护校学习期间，王琇瑛认识到加强公共卫生事业，大力普及保健知识的重要性。在医院实习时，王琇瑛曾统计过在内科门诊就诊的100例患者的患病情况，发现其中50%以上的疾病，如痢疾、伤寒、肺结核、感冒、疟疾、溃疡病、性病、皮肤病等都是可以预防的。这更使她进一步认识到，只有把预防工作做在治疗的前面，才是医疗资源的最大节约。

1931 年，王琇瑛从北京协和医学院护校毕业，任北京协和医学院护士学校助教及北平第一卫生事务所的公共卫生护理与健康教育科教师。

1935～1938 年，王琇瑛组织第一卫生所的同事们编写《卫生演讲广播集》，向群众宣传卫生保健知识。她是第一个以播音形式讲解卫生知识的护士。

王琇瑛认为，要让人民掌握保健知识应该从小开始。将卫生保健课程纳入小学、中学以至大学的教育计划；卫生工作者应与家庭、社会共同对学生进行健康教育。从 1937 年开始，她利用业余时间，着手编写《小学卫生试用教材》。同时，她还为教师们编写了《小学卫生试用教材教学法》。教材内容有人体解剖部位、个人卫生、环境卫生、营养、常见传染病预防知识等。该书图文并茂、深入浅出、切合实用，颇能引起小学生及群众的学习兴趣。

1941 年 12 月 8 日，太平洋战争爆发，北京协和医学院被迫停办。1943 年春，王琇瑛与协和护校的部分教师离开北平到达成都，投入协助协和护校复校招生的工作。

1952 年，为了支援抗美援朝战争，王琇瑛代表中华护士学会组织了第一批护士长教学队，并亲自带队到沈阳为后方医院培训了 50 名护士长。她还到鸭绿江畔丹东战地医院进行考察，根据考察的结果，写出了改进战伤护理工作的建议。

1954 年，王琇瑛调任北京市卫生局，先后在教育科、医政科工作，负责全市中等卫生专业护士、助产士、医士等学校的调整工作。为了提高护士长的病房管理水平，进一步整顿好北京市医院的护理工作，她为市属各医院的护士长举办了两期进修班。请医院院长、护理部主任为学员们讲课。通过进修学习，这些护士长后来都成为各医院护理领导工作中的骨干。为了加强公共卫生护理工作，王琇瑛在卫生局及防痨协会的配合下，于 1959 年举办了一期公共卫生护理进修班，培训公共卫生护士。

1971 年，王琇瑛被调到北京第二医学院设置的中专系，负责护士班的教学工作。这个班的学生是从北京郊区县招来的，毕业后还要回到郊区县去。王琇瑛带着其中一个小班到大兴县医院。她与学生同吃、同住，既致力于教学，又关心学生的学习与生活。在病房里，她和学生一起护理患者，指导学生进行各项护理操作。整整3个月，她用自己的实际行动，从理论、作风、医德各个方面为学生树立了榜样。

王琇瑛认为，提高护理质量的根本大计在于恢复高等护理教育。她多次撰文投送报刊阐述自己的观点。她强调指出，护理工作是整个医疗卫生事业中不可分割的一部分，护理学科是一门专业，要想培养出高水平的护士，首先就必须有高水平的师资，如果护理教育只限于中级，势必造成中专毕业生再教中专学生的状况，使教学水平很难提高，学生的质量也就不能保证。因此，必须恢复和发展高等护理教育，培养高级护理人才。

1978年，王琇瑛参加了中华护理协会和各地分会讨论的《关于充实、加强护理队伍建设》的起草工作。为了说明中国护士数量严重不足的现状，王琇瑛还从当年《不列颠百科全书》和世界卫生组织的"人力资源（Manpower）"资料中摘译了欧、美、亚、非洲许多国家的护士数量与床位数量及医生数量的比例材料，附在上述建议中一并呈交卫生部，为卫生部在考虑中国护理队伍发展前景时提供参考，此项建议获得全国科协优秀建议二等奖。

从1978～1988年，王琇瑛就走遍全国29个省、市、自治区，做了60多场报告，听讲的人数达四万人次。王琇瑛常常收到许多与她素昧平生的年轻护理工作者的来信。她们怀着对老前辈无限信赖的心情，向她诉说着自己的心里话，求她给予帮助。有些护士向王琇瑛坦诚地暴露自己并不热爱护理专业的想法，王琇瑛每次收到这样的来信，心情总是不能平静。她知道，这些思想在护士中有一定的代表性，解决不好，会影响到护理质量和护理事业的前途。对这些来信，她都是尽可能地亲自答复。这些护士收到王琇瑛语重心长的回信后，都受到启发和教育，表示要把青春献给护理事业。

1983年，她荣获国际红十字委员会第29次南丁格尔奖，成为中国第一个获得此项荣誉的护士。

1986 年 4 月 26 日，王琇瑛应邀赴英国伦敦，被授予英国皇家护理学院（协会）荣誉会员称号。同年，北京市科协主席茅以升授予她在创建和发展科技事业中作出卓越贡献的荣誉证。

王琇瑛心怀祖国，心忧人民。她一直忠于职守，顽强拼搏，表现了崇高的献身精神。王琇瑛的一生是和中国近代史紧密联系的一生，也是为中国护理事业鞠躬尽瘁的一生。她的传奇，鼓舞着我们沿着她的足迹，再接再厉，为祖国的护理事业创造更加灿烂的未来。

黄祯祥

病毒体外培养技术的创新者

人类对病毒的认识由来已久，也知道很多的疾病是由病毒感染所致。早在1901年，人们已经认识了第一种病毒性疾病——黄热病；1908年又证实了脊髓灰质炎也是由病毒引起的。这些成果的取得都建立在对病毒的正确认识上。在当时，病毒实验必须借助动物或鸡胚才能进行，过程烦琐而昂贵。因此，在随后的数十年中，研究工作受到很大的限制，进展缓慢。然而，在1943年，病毒学研究出现了重大突破。一位来自中国的年轻科学家黄祯祥在纽约哥伦比亚大学深造期间发明了一种新的研究方法，给病毒学带来了一场革命。今天我们就一起来了解这位科学家的生平故事。

黄祯祥（1910—1987），中国科学院院士，我国医学病毒学奠基人之一。曾任中国医学科学院病毒学研究所教授、名誉所长，中华医学会病毒学会主任委员，美国传染病学会名誉会员。

1910年2月10日，黄祯祥出生于福建厦门鼓浪屿。1926年，他以优异的成绩考取了北平协和医学院（现北京协和医学院），接受了严格的医学教育。1934年毕业后，他在北平协和医院做内科医生。黄祯祥在这里整整工作了8年，不仅打下了坚实的医学基础，还培养了善于观察、发现问题和独立解决问题的能力。

黄祯祥的一生是创造的一生，他的创造性思维铸就了他的人生。他在总结自己五十多年的治学经验时认为："走老路永远不能超过别人，一定要注意创新！"创新是他一生坚持的信条，也正是因为坚持创新，他取得了突出的成就。

青年时期的黄祯祥，凭着他敏锐的洞察力和坚实的医学基础在霍乱、链球菌感染、鼠疫等方面的研究上多有建树，也发表了一系列研究论文。在协和医学院读书期间，他发表了具有独到见解的"关于白喉杆菌及其免疫"的论文；他的才华更是受到了协和医学院的重视。1941年是他事业的重要转折点，黄祯祥被选送到美国洛克菲勒医学研究所从事病毒学研究。当时，国际上对病毒的研究刚刚起步，研究方法不是很成熟，技术也很落后。众所周知，病毒培养是研究工作中最基础、最关键的一步。可以说没有病毒培养新技术的建立，就没有病毒研究的突破和发展。因此，许多国家为此投入了大量的人力、物力，国际上许多知名学者为此苦苦探索了几十年。

1943年，黄祯祥在美国发表的《西方马脑炎病毒在组织培养上滴定和中和作用的进一步研究》立即引起全世界的注目。他在论文中创造性地提出了把病毒培养从"实验动物水平"和"鸡胚水平"提高到体外组织培养的"细胞水平"。这项技术的建立，拓宽了国际病毒学家的思路，他们纷纷采用或改良这一技术，并成功地发现和分离出大量病毒性疾病的病原体。其中，20世纪50年代美国著名病毒学家恩德斯就是在黄祯祥这一技术的基础上取得了很好的成果，并因此获得诺贝尔奖。美国1982～1985年各版的《世界名人录》中也称黄祯祥这一技术为现代病毒学奠定了基础。

病毒学研究发展到今天的水平，与黄祯祥所发现的这一新技术密不可分。迄今为止，世界上还没有找到比这一技术更先进的病毒体外培养的方法。这一技术至今还广泛应用于病毒性疾病的疫苗研制、诊断试剂的生产和病毒单克隆抗体、基因工程等高技术研究领域。世界上许多国家采用这种技术分离了流行性出血热、麻疹、脊髓灰质炎（小儿麻痹症）、艾滋病等疾病的病原体。

凭着对职业的敏感，黄祯祥曾提出一项创新课题，在别人不注意的非致病性病毒——虫媒病毒病的防治方面开拓了新的前景。当时这在国际上也是极其新颖、独特的研究方向。黄祯祥认为，那些非致病性病毒有可能是有潜在感染能力的病毒，是我们尚未认识或尚未发现其与人的某种未知病相关的病原。由此可见，黄祯祥科研思路的先进性。这样的超前意识和预见性，后来被证明是很有道理的。在他过世数年后，国际上不断报道出"孤儿病毒"就出于同种状况。另外，黄祯祥在晚年时创造性地提出"以毒攻毒"的理念来治疗肿瘤，即用病毒来溶解肿瘤。以上这些科研的预见性，都是基于黄祯祥教授长期实践的积累，是他创造性思维的高级发展。

黄祯祥是一位不善言表的学者，可是他那爱国的赤子之心却伴随他终生，更是融化在他的言行之中。都说科学无国界，但科学家却是有祖国的。黄祯祥在留学期间取得了引人注目的成就，受到所在研究单位的一再挽留。但他并没有为当时美国的优越条件心动，冒着太平洋上空日本飞机的轰炸，于1943年末乘着漂流不定的货船，几经周折返回战火纷飞的祖国，从事病毒学研究。他在发表的论文中毫无保留地将自己的成果公开，使后人能够在科学上少走弯路。

中华人民共和国成立以后，黄祯祥的专业特长开始得以发挥。尽管当时经费少、条件简陋，还不具备大规模开展病毒研究的条件，但他依然带领科研人员开始着手病毒学的研究工作。当时流行性乙型脑炎是严重的传染病之一，黄祯祥从乙型脑炎病毒开始，带领中央卫生研究所微生物系的科研人员进行了病毒分离、实验诊断方法建立、传播媒介昆虫生态学、病毒特性等方面的研究。同时，黄祯祥在我国最先开展了乙型脑炎疫苗的研制工作。乙型脑炎疫苗从死疫苗到应用组织培养技术的减毒活疫苗研究，无不渗透着黄祯祥的心血。

黄祯祥从事病毒学研究50余载，为人类的防病治病事业做出了卓越的贡献。晚年的黄祯祥身患白血病，但他仍用自己做试验，用他的病体为学科发展做最后的贡献。在他弥留之际，他没有给家人留下任何遗书，却给他一手创建的中华医学会病毒学会留下了一份构思清晰、言简意赅的遗训。为中华医学会病毒学会制定了发展方向和任务，给我国的医学病毒学工作者留下了最珍贵的财富。在写这几页遗训时，黄祯祥已处在生命的边缘；他不停地流鼻血，已不能平卧；并且由于感染持续高烧，即便在这样的情况下，他仍念念不忘他未尽的事业。

黄祯祥忘我工作和牺牲自我的精神有力地证明，他不愧是一个真正的共产党员。他以身树起的时代丰碑，也将深刻启迪和强烈感召着后来人。

谢毓晋

中国免疫学奠基人

位于长江大桥武昌桥头下的武汉生物制品研究所是中南地区唯一一所生产研究医学防疫、治疗、诊断三大系列制品的大型企业，几十年的发展中涌现了一大批生物科技专家，其中就有国家一级教授谢毓晋。谢毓晋是武汉生物制品研究所建所时的总技师、副所长、学科带头人，是我国免疫学奠基人，著名的微生物免疫学家、生物制品学家。今天我们一起来认识这位科学家。

谢毓晋（1913—1983），祖籍江苏苏州，1913 年 8 月 26 日出生于北京，书香门第。谢毓晋从小就受到良好的家庭教育，其父谢镜第先后在清朝邮传部和国民政府交通部任职，为人正直、两袖清风、知识渊博、遍阅史书，虽生活清贫但铮铮傲骨。1932 年谢毓晋以优异的成绩高中毕业，在父亲"科学救国"的思想熏陶和影响下，谢毓晋接受了"不为良相，即为良医"的古训，立志学医。不久，哥哥、嫂嫂因患肺结核先后去世，妹妹又染上肺结核，这些事更加坚定了他学医的想法，并决心研究威胁千百万人健康和生命的传染病的预防和治疗问题。

1932 年他考入了同济大学医学院，实现了从医的愿望。在校期间谢毓晋学习勤奋、成绩优良，组织才干出众。作为同济大学医学院学生会的负责人之一，他主持了轰动上海医学界的"解剖学展览会"。1937年赴德国富来堡大学医学院学习，1939 年获医学博士学位，同年任该校内科医院细菌血清室代理主任。德国留学期间，他在《免疫研究与实验治疗》和《医学周刊》杂志上发表了五篇颇有影响力的实验研究论文，受到德国免疫学界和欧洲实验治疗学界的重视。

1941 年 5 月，太平洋战争爆发的前夕，谢毓晋收到电报，邀请谢毓晋回国到西北防疫处参加抗日后方的防疫工作。他毅然决定放弃德国的科研、生活条件，辗转返回祖国后直奔兰州赴命。1941 年下半年至1942 年底，谢毓晋在西北防疫处担任技正和检验科主任，立即投身于生物制品的科学研究和制品的检验检定工作。

1942 年 12 月，谢毓晋离开兰州，回到当时因抗战迁到四川宜宾的同济大学医学院任细菌学教授兼细菌学馆主任，时年 29 岁。

抗日战争胜利后的第三年，35 岁的谢毓晋受聘担任同济大学医学院院长兼免疫研究所所长。受连年战争的影响，医学院教育质量显著下降。他冲破老同济大学的医学派别成见，亲自聘请留学英、美、德、日各派的教授来校任教。教学中，他注重医学基础课的实习，在极其困难的情况下补充了教学设备，千方百计地提高教学水平。1948 年他又和袭法祖、过晋源等主持创办了享誉全国的《大众医学》杂志，并担任第一任总编辑撰写了大量科普文章。

1949 年初，谢毓晋任上海民生实验治疗研究所所长，研制出类毒素、抗毒素、菌苗、诊断试剂等十几种生物制品供防疫使用，并在我国首先制出了改进的精制胃酶消化白喉和破伤风抗毒素。

抗美援朝战争爆发后，1952 年谢毓晋奉调到当时的卫生部武汉生物制品研究所工作，先后相继担任该所免疫研究室主任、所总技师、副所长、名誉所长等职，同时兼任同济大学医学院微生物免疫学教授。在此期间他将大部分本应归他私有的民生所得资产和设备、甚至马匹和办公用品全部无偿捐献。

谢毓晋毕生致力于微生物免疫学的教学、科研和生物制品的研制工作，并取得多项具有国际水平的科研成果。他对耐热真空冷冻干燥乙醚灭活狂犬病疫苗的研制，成功地解决了生物制品的真空冷冻干燥工艺技术。他用大罐深层培养方法取代了传统的手工生产工艺，用于霍乱、百日咳等生物制品的制造取得了成功。他对动物血清代血浆、抗淋巴细胞球蛋白、单克隆抗体的试制，为我国免疫学基础理论的系统研究和免疫学新技术的建立做出了贡献。

谢毓晋一生热爱祖国、热爱中国共产党。他把自己的一生都奉献给了他热爱的祖国与事业，挽救了众多患者的生命，具有崇高的科学精神和人格魅力。他是后辈学习的楷模与榜样，他的精神是我们取之不尽的财富，将感召着一代又一代后来人。

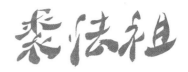

裴法祖

中国外科学之父

　　我国医学界有过这样一把"宝刀"，他行走杏林六十五载，挽救生命千万条；他是手术台上一丝不苟、刀法精准的仁医；他就是被誉为"中国外科之父"的裴法祖。

　　裴法祖（1914—2008），浙江杭州人，中国科学院院士，中国现代普通外科的主要开拓者，肝胆外科和器官移植外科的主要创始人与奠基人之一，晚期血吸虫病外科治疗的开创者。

　　1914年12月6日，裴法祖出生于浙江省杭州市，早在他青少年时期就展现出在外科学方面的天赋。高中时他被棒球击中眉心，满脸是血，医疗室由于缺乏设备，他便自己使用过氧化氢清理伤口。

　　1932年裴法祖在十取一的激烈竞争中脱颖而出，成功进入同济大学医学院。四年的求学生涯，他苦心钻研学术，每日必到图书馆，被同学戏称为"图书馆长"。功夫不负有心人，毕业时裴法祖以100分的解剖学成绩开创了同济大学前无古人的记录。

　　1937年裴法祖与同窗共赴德国，进入慕尼黑医学院攻读临床医学。留学期间，他学习愈发刻苦，最终于1939年通过考试和论文答辩，以优异成绩获得了德国慕尼黑大学医学博士学位。同年，他正式开始外科生涯。经过导师长达一年的考核，他才获准进行阑尾切除手术。在第三次阑尾切除中，患者术后第五天突然死去，虽然尸体解剖显示手术方面不存在任何问题，但导师对他说："裴，这是一位四个小孩子的妈妈。"这句话影响了他一辈子，在他的脑海里回荡了一生。

　　1946年11月，听闻抗日战争胜利的消息，裴法祖毅然放弃在德国的优厚待遇，携妻儿归国报效。他学识渊博，医术精湛。回国后，他创新了二十多种新的术式，为我国外科系各专业的创建和发展付出了诸多的心力。

1956 年后，他历任武汉医学院第二附属医院外科主任、教授，武汉医学院副院长、院长，同济医科大学名誉校长，华中科技大学同济医学院名誉院长等职务。

裘法祖一直重视科学研究与创新，由他提出并亲自主持或指导的大型外科科研专题：胆总管十二指肠吻合术、肝门解剖与肝切除术、肝移植等，多次获科研成果奖。他主持创建了我国最早的器官移植机构——原同济医科大学器官移植研究所，并组建了中华医学会器官移植分会，为我国器官移植事业的发展做出了杰出贡献。

裘法祖一生坚持创新，紧跟领域前沿理论与技术，90 岁高龄时依旧笔耕不辍。对于纳米、计算机、细胞因子、基因技术等新技术，常常请教自己的学生，从不故步自封，并且常常教导学生一定要在前人的基础上有所创新，否则整个领域就会失去活力，变成一潭死水。晚年他更是将自己 140 万的科研奖金尽数捐献，设立普通外科医生青年奖励基金，目的就是激发青年一代的创新热情与动力。

裘法祖是一名具有远见卓识的医学教育家。他生平待得最多的地方除了手术台就是讲台与实验室，把毕生绝学倾囊相授，培养了中国外科学界的许多精英人才、学科领头人才。他创建的"裘式手术规范"在全国各地广泛应用，强调医生要做到"三会""三知"，即"手术要会做，经验要会写，上课要会讲"和"做人要知足，做事要知不足，做学问要不知足"。他搜寻人才、提携后辈，是许多学子心中的伯乐。他要求学生勤奋敬业、惜时如金。他常说："我不要求你们做最聪明的医生，但我希望你们做最老实的医生。"裘法祖创立了"三次查房制度"，并且要求外科医生在给患者开刀的当天晚上，一定要去病房察看患者情况，而所有这些正是他本人终生所坚持的行医原则。裘法祖在担任全国高等医学院校临床医学专业教材评审委员会主任委员 20 余年来，编写了 50 余套医学教材，并参与编写我国首部外科学教材。

谈及编写教材，裘法祖留下了一段广为人传的佳话，由他和吴阶平主编的《黄家驷外科学》一书定稿时，二人就第一主编之称反复谦让，教材初稿从武汉到北京来回邮寄。最终裘法祖告知出版社，此事不再商量，直接定吴阶平为第一主编人选。尽管二人对教材所做贡献是一样的，但是两位院士却真实地展现了淡泊名利、无私奉献的医者气度和谦逊的君子风范，感染了无数的后人。

众所周知，裘法祖是一位西医学者，但是他同时高度重视我国中医药学。他认为中医在解决器官移植之后的免疫排异问题上大有可为；在中草药中筛选、精炼出具有免疫抑制作用的药物将大大降低移植费用和患者负担。由此不难看出裘法祖毫无门户之见、全心全意地为患者考虑的高贵品质。

1985 年裘法祖获得了联邦德国政府授予的"大十字勋章"，2004 年获得德国宝隆奖章，是亚洲获此殊荣的第一人。裘法祖一生积极推进国际医药交流。在同济大学工作期间，每年都会主持召开交流会以促进医学技术的革新。

尽管一生载誉众多，但裘法祖从未觉得自己高人一等，一直以一名普通的医者身份自居。他毕生视患者为亲人，温暖了无数患者的心。就在裘法祖过世前的 1 个月，他不顾 94 岁的高龄，亲自为"5·12"四川汶川大地震中的受伤患者会诊，更是单膝跪地为患者叩诊。

2008 年 6 月 7 日，他强撑着疲倦的身体，做了一生中最后一次学术报告，最终于 2008 年 6 月 14 日 8 时 46 分因病医治无效不幸逝世，享年 94 岁。

"我有三个母亲，一个是生养我的母亲，一个是教育我的同济，一个是我热爱的祖国。"这是裘法祖的一段肺腑之言。裘法祖作为一名中国共产党员，一生爱党爱国、不求名利，把毕生的心血交付于祖国的医疗、科研和教育事业；祖国需要他时，毫不犹豫地回归祖国；他的一生，成绩斐然、经历丰富、桃李满天下，堪称医学界泰斗；他谦虚淡泊名利的风范影响了一代医药人。"裘式风范"必将迸发出更为强大的精神力量，鼓励支撑一代又一代人走得更远，也更坚定。

张涤生

整复外科之父

在整形外科越来越受到人们关注的今天，有一个人毕生致力于整复外科事业的开创和发展，为中国整复外科医学跻身于国际先列做出了卓越的贡献，他就是被誉为中国"整复外科之父"的张涤生。

张涤生（1916—2015），江苏无锡人，中国工程院院士，中国显微外科的奠基人与开拓者，中国颅面外科、淋巴医学的创始人，中国整复外科事业的奠基人之一。

1916年6月12日，张涤生出生于江苏无锡。1941年，张涤生从国立中央大学医学院毕业后，放弃留校任教的机会，历尽艰险来到贵州图云关中国红十字会救护总队。在这里，张涤生的主要任务是协助协和医院外科主任张先林进行整形外科手术。在张先林的指导下，他掌握了植皮和皮管技术，完成了各种不同类型的修复手术，为日后成为一名整形外科医生打下了扎实的实战基础。

1941年太平洋战争爆发，中国作为同盟国参与到世界反法西斯联盟的战斗中。应英国要求，中国组建了10万人的远征军入缅作战，张涤生成为其中的一员。因为张涤生是医学院的毕业生，英语又讲得好，于是被安排在由美国纽约市肿瘤医院桑德兰医生负责的第43流动手术组。张涤生表现出色，他的外科技术很快得到赏识，成为远征军中唯一的中国战伤外科医生。来到军队首先要做一名军人，张涤生白天与战士一起行军，晚上在吊床上过夜，到达新的战场后，立即投入战时救护。紧张危险的前线手术随时随地都要进行，震耳欲聋的枪炮声在耳边回响，飞奔而来的炮弹在身边爆炸。在这种极度危险的环境里，张涤生不仅练就了过硬的外科手术技术，而且还磨炼了他处事不惊、从容应对的心理素质，战火中的锤炼是他日后成为一名优秀外科医生不可多得的宝贵经历。

1946年，战场上的硝烟渐渐离去。张涤生脱下军装，准备返回家乡，一份意外的喜讯改变了他的行程。经张先林推荐，张涤生被选中赴美国费城宾夕法尼亚大学医学院进修。在留学期间，张涤生深感东西文化科技的差距，他暗下决心，学好本事，报效祖国。进修结束后，他放弃了国外优越的工作环境、优厚的薪金毅然决然地回到祖国。张涤生说："我留恋美国的物质生活，但我更爱恋我的祖国。"

1950年，朝鲜战争爆发。在"抗美援朝、保家卫国"的号召下，张涤生推迟婚期，参加了上海市抗美援朝第一医疗手术大队，并担任副大队长和颌面外科顾问。为了救治冻伤或战伤的伤员，张涤生花了4个月的时间，在长春军医大学建立了中国第一个战伤、烧伤和冻伤治疗中心，把东北地区颌面烧伤或冻伤的患者都集中在长春进行救治，取得了较好的效果。

战争需要医生，和平年代也同样需要医生。1958年5月"钢铁英雄"邱财康被严重烧伤，烧伤面积达90%以上，这样大面积的烧伤患者当时在世界上也是很难被救活的。为了抢救邱财康，上海第二医学院和广慈医院专门成立了抢救小组，张涤生时任广慈医院颌面矫形外科主任，因为对皮肤移植有丰富经验也加入到抢救小组中来。为增加手术成功率，张涤生带领几位助手在夜深人静时练习采皮。为了增加皮源，他们经常连续工作3～4小时，往往加班到后半夜，才拖着疲惫的身体回家休息。张涤生带领抢救小组冒着酷暑进行异体采皮、分次移植，并小心翼翼地将多余的皮片冷藏备用。创面破溃、移植皮片脱落，不断有新的问题出现，张涤生每次都沉稳地化险为夷。为了帮助患者恢复，张涤生还设计出翻身床。翻身床由钢管制成，使用十分方便，给治疗带来了意想不到的效果，这也是中国发明制造的第一张翻身床。同时为了避免下肢受压，张涤生领导的抢救小组还应用了骨科使用的牵引装置，将下肢腾空吊起，以暴露下肢四周的组织。在医护人员的精心照顾下，患者被成功救治，创造了世界上医治大面积烧伤史上的奇迹，获得卫生部表彰。

烧伤外科与整形外科共同发展是中国特有的现象。烧伤患者的增加，促成张涤生于1961年在广慈医院建立了整形外科。1965年12月，张涤生到上海九院工作后，考虑到整形外科的患者不仅需要重塑外形，还需要恢复功能。于是自1966年起，张涤生将整形外科更名为"整复外科"，至今上海九院依然保持着这个名称。

张涤生的一生实施了很多开创性的修复手术，创造了许多意想不到的奇迹。他最突出的贡献就是打破整形外科传统的医疗观点，指出必须把"组织器官缺损畸形在形态上的修整"和"在生理功能上进行最大限度的恢复"两者结合起来。

张涤生是我国第一个用显微外科技术进行科学实验的人。20世纪60年代，张涤生带领研究小组在既没有手术显微镜，又没有微细的缝线和缝针的情况下，克服困难、自创工具，开始了显微外科探索。1973～1978年，张涤生带领团队利用显微外科技术完成了很多创造性手术。例如，利用各种游离皮瓣修复面部伤残缺损、利用肠段移植修复食管缺损、利用大网膜移植修复头颅部溃疡、头皮撕脱再植、阴茎一期再造、足趾移植再造拇指缺失、人体足趾关节移植再造颞颌关节治疗牙关闭紧症、手部撕脱伤早期处理等。

在淋巴医学领域，显微外科技术的优势更加明显，通过淋巴静脉吻合手术可以改善阻滞的淋巴循环。张涤生在国内率先开展动物实验，得到手术后回流重建的良好结果。同时，张涤生在肢体慢性淋巴水肿的发病机理和治疗方法上做了锲而不舍的努力，创立了"烘绑疗法"的新概念，开创了我国淋巴学科的先河。

颅面整形手术难度高，风险大。一次偶然的机会，张涤生在阅读文献中发现法国人已经开展了颅面外科手术，于是激发了他开拓中国颅面外科研究的决心。1976年，60岁的张涤生开始探索颅面外科的截骨手术，并于1977年实施了我国首例开颅截骨术，有效地改善了眶距增宽患者的症状。张涤生也因此获得1994年上海市科技成果一等奖，卫生部科技进步二等奖和国家科技进步三等奖。

活到老学到老，张涤生的学术生涯从没有停息的时候。20世纪90年代中后期，组织工程学在中国兴起，这门学科的诞生将彻底改变传统的"以创伤修复创伤"的治疗模式，使组织器官移植进入到制造组织和器官的新阶段。张涤生虽然是一位整形外科医生，但是他敏锐地看到组织工程学的发展前景，于是力主他的学生曹谊林开展组织工程学研究。

老骥伏枥的精神，使张涤生在整形外科、烧伤外科、显微外科、颅面外科、组织工程等多学科领域，都留下探索的足迹。

张涤生一生致力于整形外科事业的开创和发展，在学科上做出了卓越的贡献，取得了历史的辉煌伟业。在他身上集中体现了我国知识分子爱国主义的高尚情操和中华民族自强不息的民族自尊心、自信心和自豪感；集中体现了我国科技工作者勇于创新、顽强拼搏、为国争光的伟大宏愿。张涤生把自己的一生都奉献给了他热爱的祖国与事业，挽救了众多患者的生命，具有崇高的科学精神和人格魅力。张涤生是一本教科书，他是后辈学习的楷模与榜样；他的精神，是我们取之不尽的财富。

吴阶平

一生专注泌尿外科的大医

大医精诚，止于至善。何为大医？我国唐代著名医药学家孙思邈在《大医精诚》一文中，对大医的内涵进行了详细阐述。大医，首先要医术精通，"博极医源，精勤不倦"；其次要诚心救人，"先发大慈恻隐之心，誓愿普救含灵之苦"；如此，才有资格称之为"大医"。有这样一位誉满杏林的大医，他将"天下兴亡，匹夫有责"的信念铭记在心，一步步推动我国泌尿外科的创立和发展；他主张医学教育要以"学本领"代替"学知识"，为我国医学事业发展培养了一大批骨干和中坚力量。

他就是我国著名的医学科学家、医学教育家、泌尿外科专家，中国科学院、中国工程院资深院士——吴阶平。

吴阶平（1917—2011），名泰然，号阶平，江苏常州人。1941年7月，吴阶平在北京协和医学院外科临床科室实习。在著名泌尿科专家、归国华侨谢元甫教授的引导下，吴阶平开始进入泌尿外科领域。从那时起他就下定决心，要在5年的时间里达到一般人10年所积累的行医能力。为此他把全部精力都放在了自己所钟爱的医学事业上。1947年，吴阶平赴美国芝加哥大学进修，师从后来获得诺贝尔奖的著名泌尿科专家哈金斯教授。吴阶平敏锐的思维、熟练的操作技术、流利的英语深受导师哈金斯的赏识；哈金斯非常喜欢这个年轻、勤奋的中国学生，他看见吴阶平干脆利落地做实验、做手术，时常感慨地说："你有几只手啊！"因此吴阶平在美国还得了一个"三只手"的荣誉称号。在进修即将结束时，哈金斯非常希望吴阶平能留下为自己主持临床工作，他在吴阶平面前铺开了芝加哥大学医院开始兴建的科研大楼蓝图："这是你将来的实验室，这是办公室。我可以把你的家眷都接来。"但吴阶平却婉言谢绝了，他决定回国。

回国不久，吴阶平荣任北京大学医学院外科副教授，并开始筹划建立泌尿外科。1950 年，朝鲜战争爆发，34 岁的吴阶平率领北京市抗美援朝志愿军手术队奔赴长春，驻守后方医院，积极抢救治疗伤病员，因成绩卓著荣立大功。数月后，吴阶平返回北京，重新开始泌尿外科筹建工作。

20 世纪 40 ～ 50 年代，结核病在亚洲地区流行，结核病中的泌尿系统结核最主要、最常见的是肾结核。单侧肾结核患者摘除一侧结核肾，可靠另一侧健康肾存活；但双侧肾结核在当时是不治之症，这是医学界的共识。吴阶平却不甘于滞留在这种共识上，他注意到部分被诊断为双肾结核的患者，证据并不充分，为此他进行了多方面探讨，穿刺取肾内尿液进行检查，结合结核菌培养和肾脏造影技术等发现，原先诊断为双肾结核的患者中有一部分是误诊，后来又通过病理解剖实验予以证实。积累的大量资料终于证明，临床诊断为双肾结核的患者，其中约有15% 是可治疗的一侧肾结核，对侧肾为肾积水。他的"肾结核对侧肾积水"的研究使一些被误诊的患者得到恢复，他提出的观点也在国内外医疗实践中得到证实。

很多疑难患者得益于吴阶平的精湛医术从而挽回了生命，得到康复。他将他的医术教授给他的学生，以便拯救更多的患者。因而吴阶平从 1946 年起在北京医学院开始了他的教学工作，1960 年他创办了北京第二医学院（今首都医科大学），1985 年任中国协和医科大学（今北京协和医学院）校长，共撰写医学科学论文百余篇，编著医学专著几十部。纵览吴阶平近 50 年的教学生涯，他始终认为，实践是第一位的，只有通过实践和思考，解决实际问题的能力才能不断提高，而知识不通过实践和思考就不能成为真正的知识。他为国家培养了一批批医学人才，可谓桃李满天下。1987 年北京医科大学（今北京大学医学部）向吴阶平颁发了首届"伯乐奖"荣誉证书和银鼎，他感慨万分地说："我平生获得的奖励不止一种，但我最重视授予我的'伯乐奖'，因为这涉及培养下一代的问题。"

吴阶平的一生是献身医学事业、教育事业、追求真理的一生，他的人生轨迹始终贯穿着热爱祖国、追求真理、服务人民的主线，始终对国家和人民忠心耿耿，无私奉献，无欲无求。他把自己的命运与党和国家的发展以及科学的进步紧密相连，他的一生都在书写六个大字：爱国、民主、科学。他是中国知识分子心中的一面旗帜，他用绚丽多彩的一生为我们诠释和拓展了"大医"的深刻内涵，他的爱国情操和崇高品德，永远值得我们学习。

李秉权　胡素秋

为医学事业捐献遗体的教授

想要成为一名优秀的医生的，就需要不断学习丰富的专业知识。医学生接触的第一门专业基础课往往就是《人体解剖学》，大家通过对人体标本的观摩和解剖，获得对人体结构的直观认识。所以，人体标本对于医学生来说，有着非常重要的作用和意义。

在昆明医科大学生命科学馆入口处，有两副特殊的人体骨骼标本，他们来自医学伉俪李秉权、胡素秋。按照他们的生前遗愿，将遗体捐献给学校用于医学教学。为表达敬意，学校将两人的骨架立在一起，置于科学馆入口的屏风前。夫妻两人在分离了14年后，又终于再一次地"聚在了一起"。他们终于回到了他们共同的母校，回到他们一生所热爱的讲台。"生为医学教授，逝做无语良师"，注解了这对杏林伉俪的人生。

李秉权（1922—2005），昆明医科大学教授、我国神经外科开拓者之一、云南省神经外科奠基者，曾获全国劳动模范、全国科学大会奖和解放军一等军功奖，也是云南医学界遗体捐献第一人。

胡素秋（1922—2015），昆明医科大学第二附属医院妇产科教授。她编写了中国第一部《妇女更年期卫生》及多种培训教材讲义和讲稿，还培养了众多年轻医师。直到88岁高龄才停止专家门诊。

1922年2月28日，李秉权出生于腾冲县腾越镇一个平民的家庭。他小学丧父，中学丧母，看着双亲因缺医少药而被病痛折磨去世，萌发了学医为民的愿望。高中毕业后，在朴素的科学救国思想的激励下，他和同伴们徒步翻越高黎贡山，历时2个月来到昆明求学。1941年考入云南大学医学院六年制本科学习。1942年家乡沦陷，国家受辱，亲友间失去联系，此后仅靠"贷学金""奖学金"维持生计，由此更坚定了他科学救国、学医救民的思想。他珍惜时光、刻苦学习，以优异的成绩毕业。李秉权刻苦学习的精神深深吸引了将门千金胡素秋。1949年，他们携手开启了相知相守、献身医学的一生。

1950年昆明解放，李秉权及胡素秋等往届优秀毕业生被老院长杜棻召回云南大学附属医院工作（现为昆明医科大学第一附属医院）。数十年磨砺，李秉权与新中国一起成长，从一个孤儿学子成长为云南省知名的神经外科专家和奠基人。

李秉权是创新担当的医者。他曾说"只有不断创新，才能不断提高诊疗技术，解除患者的痛苦，赶超世界水平。"为此，李秉权努力学习，不断磨砺自己，要求自己每年要有1～2项创新。有钱就买书，有时间就读书，常常学习到深夜一两点并到图书馆查资料作摘要；积极参加国家脑系外科进修班、医院举办的麻醉班、中医班等各种学习班，年近花甲还到法国进修学习。休息时间他留在医院，争取参与手术的机会，孜孜不倦的努力终有回报。医技精湛的他被患者誉为"除胸外科外，外科手术他能从头开到脚，而且内、外、妇、儿、中医都会，麻醉、护理兼施的医生。"

李秉权和胡素秋也是勇于奉献的模范。"救治患者是医生的天职"他们是这样想的，也是这样做的。以白求恩大夫为榜样，思想上"全心全意为人民服务"；技术上"精益求精"。结婚后，李秉权和胡素秋没有新婚夫妻的"卿卿我我"，而是满腔热情地投入到工作中，尽其所能对待每一个患者，休息日经常加班，上夜班时不睡觉，怕患者病情变化快来不及抢救。

在李秉权和胡素秋的儿子李向新的记忆中，小时候，父母太忙，一家人过着一种奇特的生活，大家都是各自去食堂吃饭，甚至过年也是在食堂吃。父母难得一同在家吃饭，谈的也都是各自新收了什么病人，怎样处理。往往一天忙了十几个小时后，两人还在深夜读书著文。有时深夜下班回家，来不及做饭，就以点心和饼干充饥。

李秉权和胡素秋兢兢业业，当了一辈子医生，教了一辈子学生。所以他们一直深知医学标本的重要性，可供教学和科研用的遗体实在太少了。在李秉权早年学医的经历中，就曾有全班五六十个同学围着一副骨架研究学习的经历。他在晚年时也常常感慨，他大学时代由于教学标本极少，只能和同学顶着日本飞机的轰炸去圆通山乱葬岗找无名尸骨做医学标本。

后来在一次拜访青岛医学院的过程中，李秉权看到自己的老师沈福鹏捐献的遗体被做成了骨架，于是坚定了想要捐献遗体的念头。

2000 年，李秉权向妻子和三个子女公开自己的决定："我做了一辈子医生，死了以后也要拿这身'臭皮囊'为医学做一些贡献，学生在我身上练熟后，患者就可以少受些痛苦。我患过脑腔梗、高血压、血管硬化，可以做病理解剖；解剖切完用完之后，再做成一副骨架，供教学使用。听说父亲决定捐献遗体，李秉权的三个子女一开始并不理解。不过很快，从事医疗事业的子女们还是支持了父亲的决定。

2005 年，李秉权在病榻上签署遗体捐献书，叮嘱家人将自己的遗体捐献给母校，成为云南医学界捐献遗体第一人。

10 年后的 2015 年冬，胡素秋追随丈夫李秉权而去，也将遗体捐赠给昆明医科大学为医学服务。她在遗嘱中称："眼角膜、进口晶体、皮、肝、肾等供给需要的患者，最后再送解剖。"

2019 年 9 月 25 日，胡素秋的骨骼标本制成，她的骨骼标本和她丈夫的骨骼标本一同陈列在昆明医科大学的科学馆里。执子之手，与子偕老，即使"百年"之后，他们也要延续他们的爱情，继续献身于他们所热爱的医学事业，从此永久相依，不离不弃。

李秉权、胡素秋一辈子都奋斗在医学事业上，医术高超、医德高尚，就连去世后也要拿这身"皮囊"为医学做一些贡献，这种无私崇高的精神值得我们学习。他们用实际行动深刻诠释了共产党员的初心和使命，充分展现了共产党员的崇高品格。小葬于墓，大葬于心。肉体会消失，但李秉权、胡素秋身上凝聚着的为医学教育事业忘我奉献的优秀品质永不褪色。

顾方舟

中国脊髓灰质炎疫苗之父

　　脊髓灰质炎又称小儿麻痹症，是由脊髓灰质炎病毒引起的严重危害儿童健康的急性传染病。1955 年在江苏南通大规模暴发，全市 1680 人突然瘫痪，大多为儿童，导致 466 人死亡，随后病毒迅速蔓延至上海、南宁等地。一时间，脊髓灰质炎如洪水猛兽，举国上下闻之色变。

　　而短短半个世纪之后，即 2000 年，中国得到联合国公认，正式宣布进入"无脊灰状态"。脊髓灰质炎是如何被消灭的？又是谁取得了这一医学史上的丰功伟绩？要解答这些问题，请随我一起了解顾方舟的生平故事。

　　顾方舟（1926—2019），原籍浙江宁波，1926 年 6 月 16 日出生于上海，我国著名医学科学家、病毒学专家，中国医学科学院北京协和医学院原院长、一级教授。顾方舟致力于脊髓灰质炎的预控研究 42 年，被誉为"中国脊髓灰质炎疫苗之父"，也被大众亲切称为"糖丸爷爷"。

　　顾方舟父亲早逝，母亲凭借助产士的工作，独自抚养家中孩子成人。顾方舟受母亲影响较深，待人接物宽厚善良，对工作兢兢业业、一丝不苟。

　　1944 年，顾方舟高中毕业后考入北京大学医学院。在这里他遇见了一位改变他人生轨迹的恩师——严镜清（公共卫生学专家）。受严老的影响，年轻的顾方舟明白了当一名医生固然可以解除许多患者的痛苦，但那是有限的，如果从事公共卫生防疫工作的话，却可以使千百万人受益，造福整个人类，怀着这个信念，他于毕业后赴大连卫生研究院工作。

医学生必读育人故事 50 例

1951年8月，顾方舟作为中国派往苏联的第一批留学人员，被分配到苏联医学科学院病毒学研究所。回国后，他被任命为原卫生部微生物流行病研究所脑炎室副主任，时年29岁。1956年，他应邀参加中央召开的全国科学规划会议，参与制订中国《十二年科学技术发展远景规划》。

顾方舟在31岁时临危受命，着手开展脊髓灰质炎研究工作。脊髓灰质炎病毒有Ⅰ、Ⅱ、Ⅲ三个血清型，江苏南通大规模流行的是由哪个血清型引起的，这是个谜团。因此，为了开展实验，必须建立病毒分离与定型的方法。于是，顾方舟带领研究小组来到上海中国人民解放军军事医学科学院，在分析了国内几个地区脊髓灰质炎患者的粪便标本后，研究小组用猴肾组织培养技术从北京、上海、天津、青岛等十二处患者的粪便中分离出脊髓灰质炎病毒并成功定型，为之后的防治研究奠定了坚实基础。

1959年3月，顾方舟前往苏联考察脊髓灰质炎疫苗的死疫苗生产工艺。死疫苗与活疫苗的生产工艺不同，中国该采用何种技术路线呢？顾方舟排除万难，反复查阅资料进行比较，最终断定我国只能采用活疫苗技术路线，并果断向中国医学科学院提出书面报告，建议走活疫苗的技术路线。这在当时不可不谓是一项大胆的创新之举。幸运的是，这项建议得到当时卫生部部长钱信忠和中国医学科学院副院长沈其震的赞同和大力支持，活疫苗技术路线得以实施。但是正打算建设研究基地时，国内却面临着苏联援华专家全部撤离、设计资料短缺、交通运输困难、三年困难时期等诸多问题。然而，顾方舟并未就此放弃，他怀着一颗为千百万儿童健康着想的初心，同团队克服了许多难以想象的困难。为更好开展研究工作，顾方舟举家搬迁至云南，当时物资奇缺、环境恶劣，顾方舟与团队同事一砖一瓦地把基地建了出来，其中艰辛不言而喻。

1959年12月，经卫生部批准，成立了脊髓灰质炎活疫苗研究协作组，顾方舟担任组长，负责疫苗的研究工作。活疫苗样品通过动物实验后，进入临床试验阶段。在临床试验阶段中需要人作为受试者检验疫苗效果，这就意味着受试者要面临未知的风险。谁作为受试者呢？

自强、忍耐、奉献的顾方舟和同事们，对团队科研成果充分自信，当即决定试用疫苗。冒着瘫痪的危险，顾方舟义无反顾地带头喝下一小瓶疫苗溶液。虽然没有任何不良反应，但顾方舟认为成人免疫力较儿童高，不具代表性，必须证明疫苗对小孩安全才行。可又有谁愿意把自己的孩子作为受试者呢？

思及进展至此的科研，顾方舟咬了咬牙，毅然做出了一个惊人的决定：拿自己刚满月的儿子做试验！他忍受着内心的煎熬，瞒着妻子偷偷给孩子服用了疫苗。在顾方舟的感召下，同事们也纷纷给自己的孩子服用疫苗。初为人父母的顾方舟与同事们，用一种看似残酷的执着，表达着对国家、对人民、对科学的爱。他们将科学家敢为人先、舍小家保大家的精神表现得淋漓尽致。

研究期间，周恩来总理曾到研究所了解情况，顾方舟对周总理说："孩子们只要吃了我们的疫苗，就可以得到免疫力。如果全国的孩子都能够吃到这个疫苗，我们最终就可以消灭脊髓灰质炎。"事实证明他实现了当年对周总理许下的诺言。由于试剂不便运输与保存，顾方舟便与同事们把葡萄糖、奶油等作为辅剂，将液体疫苗滚入糖丸中，研制出了脊髓灰质炎活疫苗糖丸，如此一来，不仅储藏、运输等问题解决了，孩子们也都愿意服用这种"糖丸"。糖丸疫苗也送到了中国各地，拯救了无数中国儿童。

随着脊髓灰质炎疫苗的推广应用，脊髓灰质炎在我国得到了有效控制。2000年，"中国消灭脊髓灰质炎证实报告签字仪式"在卫生部举行，74岁的顾方舟作为代表，签下了自己的名字。这位为脊髓灰质炎的防治工作奔忙一生的老人，得到了全国人民的尊重和赞美。

2019年9月17日，国家主席习近平签署主席令，授予已故"中国脊髓灰质炎疫苗"之父顾方舟"人民科学家"国家荣誉称号。

顾方舟一生为一大事来，了一大事而去，无私地将自己的一生奉献给了中国和世界公共卫生事业，把毕生心血凝成了一颗小小的"糖丸"，这种崇高的科学精神值得我们一代一代传承下去。

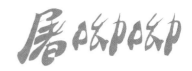

中国首位诺贝尔医学奖获得者

"青蒿一握，水二升，浸渍了千多年，直到你出现。为了一个使命，执着于千百次实验。萃取出古老文化的精华，深深植入当代世界，帮人类渡过一劫。呦呦鹿鸣，食野之蒿。今有嘉宾，德音孔昭。"这是"感动中国2015年度人物"颁奖盛典对屠呦呦的颁奖词。在2015年，屠呦呦获得了诺贝尔生理学或医学奖。2019年9月17日，她荣获了中华人民共和国最高荣誉勋章——共和国勋章。

屠呦呦，几十年全身心投入世界性流行疾病——疟疾的防治研究中，她为人类健康做出了巨大的贡献。

1930年12月30日，屠呦呦出生于浙江省宁波市，是家里5个孩子中唯一的女孩。"呦呦鹿鸣，食野之蒿。"《诗经·小雅》的名句寄托了屠呦呦父母对她的美好期待。

1951年，屠呦呦考入北京大学，在北京大学医学院药学系学习，专业是生药学；大学四年期间，屠呦呦努力学习，取得了优异成绩。毕业后分配在原卫生部中医研究院（现中国中医科学院）中药研究所工作，从事生药、炮制及化学等中药研究。当时正值初创的中医研究院工作条件差，设备简陋，科研人员不足。但由于屠呦呦这一代人特有的责任感和使命感，她克服重重困难，将"继承、发扬中医药学宝库，积极发展中医药事业"作为自己的奋斗目标。

屠呦呦对抗疟药物的研究，要追溯到20世纪60年代，那时候抗疟新药研发在国内外都处于困境。

1967年，全民抗发疟疾"523"项目启动。1969年，屠呦呦接受了国家"523"抗疟药物研究的艰巨任务，开始了抗疟药的研制。50多年前的科研条件和环境可想而知，从医药中寻找抗疟新药又谈何容易？屠呦呦和她的团队博极医药之源，在挖掘上狠下功夫，凭借熟悉的中西医知识和扎实的基本功，广泛收集整理历代医籍，她们遍访名老中医，查阅中医药典籍，终于筛选了2000余个中草药方，整理出640种抗疟药方集。

1971年下半年，屠呦呦在中医古籍《肘后备急方》中看到了"青蒿一握，以水两升渍，绞取汁，尽服之"，在此启迪下，她又通过查阅大量的文献以及实验求证，发现青蒿含有抗疟活性的部分是叶片，而且只有新鲜的叶片才含有青蒿素的有效成分。同时，在"绞取汁"的启发下，运用现代科学方法对青蒿所含的活性成分进行提纯、分析和药效试验，创造性地创建了低沸点溶剂提取的方法，获得了对鼠疟原虫抑制率达100%的青蒿乙醚提取物，这是青蒿素发现最为关键的一步。她曾寄语年轻的科技工作者："社会在发展，时代在进步，现在有很多新的手段，假如能够将两者结合起来，还会找出来一些新药。"这种敬畏传统、勇于创新的思想和方法无疑是她成功的关键所在。

为了保证患者的用药安全，屠呦呦及同事不顾安危，以身试药，进行了深入的药理、毒理研究。在临床证实青蒿抗疟有效的基础上，屠呦呦等人连续作战，进一步分离提纯青蒿有效单体，最终，这种新型化合物被命名为"青蒿素"。

青蒿素的发现和研制，是人类防治疟疾史上的一件大事，也是继喹啉类抗疟药后的一次重大突破。至今基于青蒿素类的复方药物，仍是世界卫生组织推荐的抗疟一线用药，挽救了全球特别是发展中国家数百万人的生命，产生了巨大的社会效益，为中医药科技创新和人类健康事业做出了重要贡献。青蒿素被饱受疟疾之苦的非洲人民称为"中国神药"，屠呦呦也因此获得"青蒿素之母"的美名。

2015年10月5日，瑞典卡罗琳医学院在斯德哥尔摩宣布，中国女药学家、中国中医科学院中药研究所首席研究员屠呦呦因发现了青蒿素，有效降低了疟疾患者的死亡率，被授予诺贝尔生理学或医学奖。这是中国科学家因为在中国本土进行的科学研究而首次获诺贝尔科学奖，是中国医学界迄今为止获得的最高奖项。

追梦人，求索之路无止境。无论身处的环境有着怎样的变化，屠呦呦始终是那个不变的自己。近年来，年岁已高的屠呦呦仍坚持进行青蒿素的科研工作，探索青蒿素类化合物对其他疾病的治疗，如用双氢青蒿素治疗红斑狼疮的临床试验已取得巨大进展。

屠呦呦之所以取得如此显赫的成就，与她严谨的态度、爱国的情怀、务实的作风是分不开的；与她敢于试错、迎难而上、敬畏传统、勇于创新、艰苦付出、执着拼搏的科学精神是分不开的。梳理屠呦呦发现和研制青蒿素过程中的科学精神与科学方法，对后辈科技工作者有很大的启示作用。

屠呦呦与青蒿素之间充满了许多精彩传奇故事，体现了科学家的态度、品质和精神，我们应学习老一辈科学家的精神品质，"攻城不怕坚，攻书莫畏难。科学有险阻，苦战能过关"。在困难面前不低头，要潜心钻研，耐得住寂寞，沉得住心性，为祖国的医学事业默默奉献。

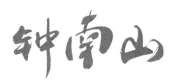

"抗疫" 的传奇战士

2003 年春节前，广东河源、中山、佛山等地相继报告一种不明原因的传染病，不久这种疾病扩散至东南亚乃至全球，这种传染病当时在一定程度上造成了社会恐慌。经过深入调查，广东专家组首次使用了"非典型肺炎"的诊断描述，向世界发出了首份"非典"调查报告。

2019 年 12 月至 2020 年年初，我国多个省市出现的新冠肺炎疫情，威胁着人民群众的生命健康安全，特别是湖北、广东、浙江、河南等省份疫情严重。

面对"非典"、新冠肺炎疫情，中华民族临危不惧、齐心协力攻克难关，在这两场没有硝烟的战争中，钟南山的名字家喻户晓，他在两场"抗疫"斗争中做出的贡献令世人瞩目。

钟南山，1936 年 10 月出生，福建厦门人，中国工程院院士，著名呼吸内科专家。先后荣获国内卫生系统最高荣誉称号——"白求恩奖章""新中国成立 70 周年最美奋斗者""共和国勋章"。

钟南山出身于医学世家，父亲钟世藩是中国著名的儿科学家；在家庭的耳濡目染中，钟南山从小立志要像父亲那样当一名治病救人的好医生。1960 年，钟南山毕业于北京医学院医疗系（今北京大学医学部）；2007 年，获英国爱丁堡大学荣誉博士学位；2007 年 10 月，任呼吸疾病国家重点实验室主任。

1979 年 10 月 20 日，钟南山怀着满腔热忱，留学英国伦敦，前往英国伦敦爱丁堡大学进修。但当时英国法律不承认中国医生的资格，导师不信任钟南山，把两年的留学时间限制为 8 个月，钟南山暗下决心为祖国争口气。他决定开展关于吸烟与健康问题的研究，为了取得可靠的资料，他让皇家医院的同事向他体内输入一氧化碳，同时不断抽血检验；当一氧化碳浓度在血液中达到15%时，同行们都不约而同地叫嚷："太危险了，赶快停止！"但他认为这样还达不到实验设计要求，咬牙坚持到22%才停止；实验最终取得了满意效果，但钟南山却几乎晕倒。他的勤奋和才干，彻底改变了外国同行对中国医生的看法，赢得了他们的尊重和信任，导师也将他的留学时间恢复为两年。英国伦敦大学圣·巴弗勒姆学院和墨西哥国际变态反应学会分别授予他"荣誉学者"和"荣誉会员"称号。当他完成两年的学习后，爱丁堡大学和导师弗兰里教授一再盛情挽留他，但钟南山回国报效的决心已定，他说："是祖国送我来的，祖国正需要我，我的事业在中国！"

钟南山不仅是一名医术精湛的医者，还是一名创新医学教育的师者。他投身呼吸系统疾病的临床、教学和科研工作近50年，辛勤耕耘在教育教学第一线。年已八旬的他仍坚持为本科生授课，并在课堂上幽默风趣的称自己为"80后"，定期为实习生开设临床讲座，坚持每周一次全院性临床教学查房，融"教书育人"于教育教学全过程，形成了"奉献、开拓、钻研、合群"的"南山风格"和"学本领、学做人、强体魄"相统一的教育理念。在教学实践中，他提出了要注重培养学生具有"五性"，即"对学习的自主性""对工作的创造性""对患者的责任性""对集体的合群性"和"对社会的适应性"。教学过程中他注重引领学术新风，追踪学科前沿，开展教学改革研究，并将研究成果应用于教学中。

2003年年初，在那场突如其来的"非典"疫情中，钟南山成为人民心目中高高飘扬的一面旗帜。他是最早接诊"非典"患者的专家之一，也是最早觉察到"非典"蔓延的严重后果并果断向有关部门提出紧急报告的第一人。"把重患者都送到我这里来！"面对疫情，钟南山院士主动请缨，奔赴"战场"。他不顾自身安危，全力救治危重患者，奔赴疫区指导医疗救治工作，倡导与国际卫生组织合作，主持制定我国"非典"等急性传染病诊治指南，创建了"合理使用皮质激素，合理使用无创通气，合理治疗并发症"的方法治疗危重"非典"患者，获得了96.2%的国际存活率。

2019年12月至2020年年初，在抗击新冠肺炎疫情中，钟南山出任国家卫健委高级别专家组组长。他不顾个人安危，84岁高龄的他再次挂帅出征奔赴疫区指导抗疫，有力地控制了疫情的发展。在接受媒体访问时，钟南山向民众呼吁："如果没有特殊情况，不要去武汉。"但他自己却乘坐高铁去了武汉，他在高铁餐车里打盹的图片，瞬间刷屏朋友圈，感动无数国人。

钟南山不仅医术精湛，医德高尚，他还尊重科学，实事求是，他敢医敢言的道德风骨和学术勇气更令人景仰。在与"非典"、新冠肺炎疫情的殊死斗争中，钟南山等一大批医务工作者以战士的勇敢无畏、学者的铮铮风骨和悬壶济世的仁心仁术，挺身而出、义无反顾、力挽狂澜，赢得了世人由衷的敬重，他们以自己的精湛医术和坚强斗志，成为"抗疫"战场上的不倒红旗，他们的宝贵精神财富烛照今天。

钟南山院士表现出的尊重事实甚于尊重权威的求实精神，鞠躬尽瘁的敬业奉献精神，把科学当作毕生追求的探索精神，首倡联合攻关的合作精神，严以律己、宽以待人的博爱精神，具有强烈民族使命感的爱国主义精神，这些精神将永远教育和激励当代人和后来人。

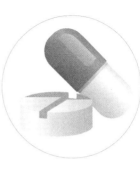

第三篇
国外医药学家故事

扬合作精神，颂大爱情怀，释医者仁心。

无私奉献，刻苦专研，造福人类。

希波克拉底

西方医学之父

"仰赖医神阿波罗、阿斯克勒庇俄斯、阿克索及天地诸神为证，鄙人敬谨直誓，愿以自身能力及判断力所及，遵守此约。凡授我艺者，敬之如父母，作为终身同业伴侣，彼有急需，我接济之。视彼儿女，犹我兄弟，如欲受业，当免费并无条件传授之。凡我所知，无论口授书传，俱传之吾与吾师之子及发誓遵守此约之生徒，此外不传与他人。我愿尽余之能力与判断力所及，遵守为病家谋利益之信条，并检束一切堕落及害人行为，我不得将危害药品给予他人，并不作该项之指导，虽有人请求亦必不与之，尤不为妇人施堕胎手术。我愿以此纯洁与神圣之精神终身执行我职务。凡患结石者，我不施手术，此则有待于专家为之。无论至于何处，遇男或女、贵人及奴婢，我之唯一目的，为病家谋幸福，并检点吾身，不做各种害人及恶劣行为，尤不做诱奸之事。凡我所见所闻，无论有无业务关系，我认为应守秘密者，我愿保守秘密。倘使我严守上述誓言时，请求神祇让我生命与医术能无上光荣，我苟违誓，天地鬼神共殛之。"这段文字称之为"希波克拉底誓言"，由"西方医学之父"希波克拉底提出，被誉为西方医学界最早的道德准则，后来被逐渐演化为各行各业的职业道德要求，包括中国的医学生誓言。

希波克拉底（Hippocrates，公元前460年—公元前370年），出生于古希腊小亚细亚科斯岛上的一个医学世家，他的祖先是古希腊医神阿斯科雷庇亚斯。希波克拉底从小跟随父亲赫拉克莱提斯（Herakleides）学医，仅仅数年时间就已经能够熟练运用260多种药方，可以独立行医治病。在他的父母过世后，希波克拉底17岁时就游历行医，四处拜访名师，博众家之长，丰富自身医学知识，足迹遍布萨索斯、色雷斯、普罗提斯岛、塞萨里等古希腊全境，甚至远及埃及、利比亚、大月氏等国家。游历行医不仅增加了希波克拉底的医学知识，同时使他养成了善于观察、勤于思考的习惯，在医学实践中成功挽救了众多普通百姓的生命。

在公元前430年，古希腊雅典城发生了严重的瘟疫，许多人都出现了发热、腹泻、呕吐、抽筋、全身皮肤严重溃烂、长满脓疮等症状，最终逐渐死去。这种疾病在雅典城中快速蔓延，街道上到处都是来不及掩埋的尸体，全城陷入极度恐慌之中。此时，希波克拉底冒着生命危险从马其顿王国赶往雅典，他一边认真调查疫情，一边仔细探寻病因以及救治方法。他发现城中只有每天与火打交道的铁匠没有染上瘟疫，由此他想到或许火可以防止瘟疫，于是他通过在全城各处燃放火堆扑灭了瘟疫。

游历行医的实践让他有接触各种患者的机会，虚心好学的精神让他在学习医学的同时拜师古希腊著名哲学家德谟克利特和高尔吉亚学习哲学。不同的哲学思想拓展了希波克拉底的思维，思想的碰撞和融会贯通，使得他能够突破古希腊宗教迷信的禁锢，创造出欧洲古代医学的理论基础，其中最具代表性的是"体液学说"。

希波克拉底在行医实践中积极探索人的肌体特征和疾病成因，同时巧妙地结合哲学家恩培多克勒的四元素哲学理论，创造性地提出了人体的四体液学说。希波克拉底认为：复杂的人体是由血液、黏液、黄胆汁和黑胆汁这四种体液组成的，并且在人体内的比例不同。在健康人群中保持平衡的状态，其中血液对应火，黏液对应水，黄胆汁对应风，黑胆汁对应地。如他在《论人性》中记载："人的身体内有血液、黏液、黄胆汁、黑胆汁，这些元素构成了人的体质，通过这些元素人便有痛苦的感觉或享有健康。"四体液学说是最早的气质与体质理论，他认为四体液对应人体的四种不同体质：黄胆汁对应性情急躁、动作迅猛的胆汁质；血液对应性情活跃、动作灵敏的多血质；黏液对应性情沉静、动作迟缓的黏液质；黑胆汁对应性情脆弱、动作迟钝的抑郁质。四体液理论成为古代医生诊断和治疗疾病的理论依据，沿用至近代，同时也被心理学家所采用。

长期的医疗实践和理论研究，使得希波克拉底清醒地认识到宗教迷信"神赐疾病"的谬误。为了冲破宗教与习俗的禁锢，他秘密地进行人体解剖，获得了很多关于人体结构的认知。在《头颅创伤》中，他详细地描绘了头颅损伤和裂痕等病例特征，并提出了详细的手术治疗方法。在长期的医学实践中希波克拉底积累了丰富的医学经验，对很多疾病的描述和成因解释与现代医学非常相似。希波克拉底发现，人在40岁～60岁最容易中风；发生黄疸的时候，如果肝硬化，那么预后是不良的；人死亡前具有指甲发黑、手脚发冷、嘴唇发青、耳冷且紧缩，眼睛模糊等表现，其中对垂危患者面容的具体描述，被后人称为"希波克拉底面容"。

希波克拉底一生著作颇丰，留下了近70本关于医学和医学实践的书籍，都是已知最古老的医学文献。这些书籍不仅记载希波克拉底高超的医学技术和医学认知，同时也展现了他高尚的医学情操。他还在《箴言》中，辑录了许多关于医学和人生方面的至理名言，如"人生短促，技艺长存""机遇诚难得，试验有风险，决断更可贵""暴食伤身""无故困倦是疾病的前兆""简陋而可口的饮食比精美但不可口的饮食更有益"；同时，他认为医生需要悲悯："至于医术，我首先应当说，它的目的是接触患者的痛苦，或者至少减少患者的痛苦"；他也认为医生要平和："医生的行为应当诚实，并且在诚实的人面前应当温和容忍。医生的动作不得冲动，也不可轻率；需保持镇静，态度要平和，永远不应当发脾气，也不应当太放荡。"他还认为医生要谦逊："爱人与爱技术是平行的，医生在患者面前遇到困难，觉得发窘，并无害处。"

识字读言，虽隔千年，内心依然升起对医术永恒的敬仰和对生命的珍视。在快速发展和变化的现代社会，每一名医学工作者都应牢记医学使命和职责所在，不忘初心，秉持坚持不懈的信仰，勇于探索，以更高的热情投入到永恒的医学事业中去。

塞尔维特

为维护真理而受火刑的医学家

在中世纪，随着基督教的形成和发展，西方医学进入发展衰退时期。医学逐渐成为神学的附庸，宗教信仰代替了哲学思辨，祈祷、行按手礼、涂圣油等代替了经验治疗。直到文艺复兴时期，现代科学技术不断发展，人们才开始逐渐对神学、罗马教皇和宗教教义的禁锢产生怀疑，西方医学也随之得到发展。医学在不断发展过程中，与宗教教皇和教义产生激烈冲突，其中不乏因坚持科学、维护真理的先贤们惨遭宗教迫害，其中就包括因发现人体"肺循环"而被宗教处以火刑的西班牙医生——米凯尔·塞尔维特。

米凯尔·塞尔维特（Michael Servetus，1511—1553），西班牙医生，文艺复兴时期的自然科学家。塞尔维特出生于西班牙韦斯卡省的一个小山村，自幼天资聪慧，具有快速掌握多种语言的天赋。他十四岁时就掌握了希腊语、拉丁语和希伯来语。在1524年，年仅13岁的塞尔维特就被在皇家修道院担任文书的父亲送去上大学；1526年又进入图卢兹大学学习法律专业。在图卢兹大学塞尔维特开始对宗教产生兴趣，经常参加宗教讨论或新教派学生的秘密集会，在这里他第一次阅读了整本圣经。由于塞尔维特在大学期间仔细研读了圣经，以及在十几岁时作为西班牙国王查理五世的御用神父胡安·金塔纳的侍从目睹了西班牙神职人员的腐败堕落，增强了他对天主教的怀疑。1530年，塞尔维特在巴塞尔开始传播他的信仰，在1537年7月出版了一部批判当时宗教教义的著作——《论三位一体论的谬误》；1532年又出版了《关于三位一体的对话》及《论基督统治的合理性》，对当时宗教关于神"三位一体"等理论进行了批判，开始独自追寻真理。

塞尔维特对宗教教义的批判受到了罗马天主教和基督新教的迫害，他逃亡到法国巴黎，并改名为比利亚诺瓦努斯。在巴黎，塞尔维特机缘巧合投身到医学界，以助手的身份在解剖学大师维萨里身边学习医学，因医术精湛，而被一位总主教雇佣为专属的私人医生。受到维萨里的影响，塞尔维特也开始对当时人体结构理论产生怀疑。强烈的好奇心促使他工作的同时，积极探索人体器官的不同运作原理。通过研究和解剖实践，他发现了肺动脉与肺静脉分支相连，并预见到血液心肺循环流动的生理意义。

当时主流的血液运动理论是盖伦主导的思想：人体中血液流动是从静脉流到心脏右侧，然后通过心脏隔膜上肉眼不可见的细微小孔，从右侧流向心脏左侧，同时被注入灵气，使得心脏左侧的血液变成鲜红色。这种思想被宗教加以利用，认为灵气注入是由神主导的。塞尔维特通过研究观察，认为人体心脏隔膜上根本不存在细微通道，而是通过其他循环路径使血液从心脏隔膜右侧流向左侧，也就是血液通过粗大的肺动脉先流向肺部，在肺部获得营养后，血液颜色发生改变，然后通过肺部静脉流回心脏左侧。塞尔维特关于血液肺循环的论述收录在 1553 年出版的书籍《基督教的复兴》中。

在《基督教的复兴》出版之前的几年时间里面，塞尔维特曾经将该书原稿寄给基督新教的教皇加尔文，但是加尔文"不准任何人在信仰方面有自己的见解"。加尔文对于塞尔维特异端的观点深恶痛绝，在 1546 年给威廉·法瑞尔的信件中说道："如果塞尔维特来到我这里，只要我还有任何威信，就永远不会允许他活着离开。"1553 年 2 月 16 日，加尔文伙同其好友洛米·特瑞将居住在维也纳的塞尔维特告到了天主教异端裁判所，并将塞尔维特的书稿以及信件寄往法国里昂教会。1553 年 4 月 4 日塞尔维特被教会当局逮捕，并监禁在维也纳，但塞尔维特在 1553 年 4 月 7 日从监狱逃脱。法国教会异端裁判所在 1553 年 6 月 7 日裁定塞尔维特异端罪名成立，裁决其与著作一同处以火刑，并在没有逮捕到塞尔维特的情况，利用草人模拟了塞尔维特并执行火刑。但是，

1553 年 8 月 13 日，塞尔维特在日内瓦参加加尔文的一次布道会时被当场认出并逮捕。1553 年 10 月 24 日，日内瓦宗教裁判所判处塞尔维特火刑，罪名是否认三位一体说和否认婴儿洗礼说。1553 年 10 月 27 日，塞尔维特被处以火刑。

塞尔维特的科学新发现与当时宗教迷信产生激烈冲突，即便受到宗教势力迫害和威胁，塞尔维特始终坚信自己的实践研究结果，相信科学真理，追求思想自由。1908 年，人们在塞尔维特被处死的地方 5 公里外的法国城市阿纳马斯建立起一座塞尔维特纪念碑，碑文上写道："米凯尔·塞尔维特，地理学家、医学家、生理学家，以他的科学发现、以他对贫苦人民的关爱、以他对信仰不屈不挠地坚持造福人类。他有无法动摇的信念，他为真理献出了自己的生命。"

列文虎克

微生物学的开拓者

灰尘、房间及人的指甲中，藏着大量的微生物，有些会令人生病。"喝生水会肚子痛，因为里面有细菌""不随地吐痰，因为痰中有细菌，可能会感染别人""饭前便后要洗手，不然会生病"这些早已成为我们熟知的生活常识。然而，这种简单的生活常识，如果是在300多年前的话，人类是全然不知的。

这些无孔不入的微生物到处安营扎寨，在我们的体内也大量分布。可是，由于人们不能用肉眼看见它们，几千年来人类一直不知道世界上还有微生物这种东西存在，直到安东尼·列文虎克发明显微镜才第一次看到微生物。

安东尼·列文虎克（Antony van Leeuwenhoek，1632—1723），1632年出生于荷兰代尔夫特市的一个酿酒工人家庭。他父亲去世很早，在母亲的抚养下，只读了几年书，16岁即外出谋生，后来返回家乡在代尔夫特市政厅当了一位看门人。

由于看门工作比较轻松、时间宽裕，列文虎克有时间思考别的事情。在一个偶然的机会里，他从一位朋友那里得知荷兰的最大城市阿姆斯特丹有许多眼镜店，除磨制镜片外，也磨制放大镜。他的朋友告诉他用放大镜，可以把看不清的小东西放大，神妙极了。

列文虎克非常好奇，他想闲着没事，也买一个放大镜来玩。可是，当他到眼镜店一问，价钱却贵得吓人，他很扫兴。当列文虎克从眼镜店出来时，恰好看到有人在磨制镜片，但磨制的方法并不神秘，只是需要仔细和耐心罢了。"索性我也来磨一个看看。"从那时起，列文虎克利用自己的充裕时间，耐心地磨制起镜片来。

列文虎克经过辛勤劳动，终于磨制成了小小的镜片。但由于实在太小了，他就做了一个架子，把这块小小的透镜镶在上边。他又在透镜的下边装了一块铜板，上面钻了一个小孔，使光线从这里射进而反照出所观察的东西。这就是列文虎克所制作的第一架显微镜，它的放大能力相当大，竟超过了当时世界上所有的显微镜。

列文虎克有了自己的显微镜后，便十分高兴地察看一切。他发现手指上的皮肤，粗糙得像块橘子皮一样；蜜蜂腿上的短毛，犹如缝衣针一样地直立着。随后，他又观察了蜜蜂的螫针、蚊子的长嘴和一种甲虫的腿等。

可是，当他把身边和周围能够观察的东西都看过之后，便又开始不满足了。他觉得应该有一个更大、更好的显微镜。为此，列文虎克更加认真地磨制透镜。由于经验加上兴趣，使他毅然辞退了公职，并把家中的一间空房改成了自己的实验室。

几年以后，列文虎克所制成的显微镜，不仅越来越多、越来越大，而且也越来越精巧、越来越完善了，以致能把细小的东西放大到二三百倍。

列文虎克的工作是保密的，他从不允许任何人参观，总是单独一个人在小屋里耐心地磨制镜片，或观察他所感兴趣的东西。他作为自学者，从动物学获得了广博的知识。他把从干草浸泡液中所观察到的小生物，称之为"微动物"。

但是，列文虎克却对他的朋友——医生兼解剖学家德·格拉夫是个例外。一天，格拉夫专程前来拜访列文虎克，当知道列文虎克的工作后，他认为这是一个重大的创造发明，极力推荐列文虎克把他的显微镜和观察记录，送给英国皇家学会。

1673 年的一天，英国皇家学会收到了一封列文虎克寄来的信，里面详细地记载他用自制的显微镜观察到的一切。英国皇家学会被深深地震动了。派人证明后，充分肯定了他的伟大发明和发现。

最终，列文虎克的这份记录被译成了英文，并在英国皇家学会的刊物上发表，这轰动了英国学术界。列文虎克也很快成了皇家学会的会员，他的成果得到了极高的评价。

成功的喜悦，并没有使好奇心强的列文虎克冲昏头脑。相反，更加促进他那锲而不舍的探索精神。

1673 年，列文虎克详细地描述了他对人、哺乳动物、两栖动物和鱼类红细胞的观察情况，并把它们的形态结构绘成了图画。1675 年，他经过多次对雨水的观察之后，发现雨水中有无数的单细胞的微生物。1677 年，列文虎克同他的学生哈姆一起，共同发现了人以及狗和兔子的精子。1683 年，列文虎克在人的牙垢中观察到比"微动物"更小的生物。直到 200 年之后，人们才认识了这些"微动物"是无处不在的细菌。

由于列文虎克的名气越来越大，一天，有位记者采访他："列文虎克先生，你的成功'秘诀'是什么？"列文虎克想了片刻，他一句话没说，伸出了因长期磨制透镜而满是老茧和裂纹的双手。这不正是一种最诚挚而又巧妙的回答吗？

1723 年，91 岁高龄的列文虎克安静地离开了人世。在去世前他从毕生精力磨制的显微镜中选出了 26 台显微镜和数百个放大镜赠送给了英国皇家学会。

列文虎克一生当中磨制了超过 500 个镜片，并制造了 400 种以上的显微镜。自 1676 年列文虎克用自制的简单显微镜观察到细菌开始，仅短短的几百年，这一发现就为人类揭开了一个崭新的微观世界。

列文虎克作为杰出的显微观察家，在生物学史上是相当重要的。直到 19 世纪，显微科学的研究才超过他的水平。他对科学研究如痴如狂的迷恋，他的严谨而勤奋的治学态度和作风，以及他所做出的贡献，在整个生物学史上也是不多见的。他勤奋、执着以及为科学奉献毕生的精神，值得我们学习。

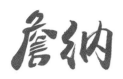

为消灭天花作出杰出贡献的科学家

　　天花是由天花病毒感染人引起的一种烈性传染病，因患者痊愈后脸上会留有麻子而得名。天花是最古老也是死亡率最高的传染病之一，传染性强、病情重，没有患过天花或没有接种过天花疫苗的人，均容易被感染。

　　天花曾经肆虐全球，甚至被史学家称为"人类史上最大的种族屠杀"。在人类历史上，天花留下的死亡数字是触目惊心的。在很长的时间里，人类都没有找到办法来攻克这种疾病。爱德华·詹纳（Edward Jenner，1749—1823）是世界上第一个利用接种牛痘来预防天花的科学家。

　　1749 年，詹纳出生在英国伯克利一个牧师家庭，他 5 岁时就失去了父亲，在哥哥的抚养下长大。少年时的詹纳，性情温和，且酷爱动植物标本等课程。对他寄予厚望的哥哥，本盼望能供他完成学业后，做一个像父亲一样优秀的牧师。但出乎意料的是 13 岁那年，詹纳郑重告诉哥哥自己的理想："我要学医！"

　　詹纳看到身边太多人感染天花而逝去的悲剧后，勇敢地选择了学医这条道路。他的坚定信念感动了哥哥并得到哥哥的全力支持，他先进入当地医院做学徒工，拜名医卢德洛为师。八年后又远赴伦敦求学，终于在 32 岁时拿下学士学位，回到伯克利行医，因多次攻克疑难杂症而声誉鹊起，成为当地颇为知名的医生。

　　在当时的英国，做一个医生尤其是颇有名望的医生收入是很丰厚的。可年过四十的他，依然成日扎根在乡间地头，给最穷苦的平民们看病，有时连诊疗费都不收，反而时常把身上的积蓄用于搜寻和购买一切关于如何战胜天花的有价值的资料。

多年的乡村行医的经历使詹纳注意到：在天花流行的时节，挤奶的女工始终都不会感染天花。而且他注意到这些女工都有个共同的特点：在接触到牛身上的疱疹时受到感染，身上也会长出小一些的疱疹，而这些都是牛痘所致。他据此猜测，挤奶女工感染牛痘后身上出现的水疱中的浆液，让她们免受了天花的感染。

为了证实自己的猜想，詹纳给一名8岁的小男孩菲普斯，注射了挤奶女工感染牛痘后身上出现的水疱中的浆液。3天后接种处出现小脓疱，第7天腋下淋巴结肿大，第9天轻度发烧后接种处留下小疤痕。之后詹纳将从天花患者脓疱中提取的液体再一次滴在了菲普斯被手术刀划破的手臂上，期待已久的现象终于出现了：男孩在感染牛痘康复后再接触天花病毒，竟然丝毫没有发病。天花的克星，终于找到了。

这之后，又经过两年繁琐的实验与详细的调查，詹纳的《牛痘来源及其效果研究》得以发表，这是人类征服天花的宣言书。这篇文章一问世就轰动了欧洲医学界，英国皇家学会不相信一个普通的乡村医生能制服天花，随后骂声就滚滚而来，被詹纳打了脸的英国皇家医学会专家们纷纷跳出来怒斥詹纳是沽名钓誉、哗众取宠的骗子。教会里的激进分子甚至还对他发出人身威胁。

面对这些，詹纳很坦然。他一直没有对自己的事业丧失过信心，他只回答一句话："让人家去说，走我自己的路。"于是，他回到家乡继续免费为村民接种牛痘。为了回答种种责难和疑惑，詹纳陆续发表了一系列文章，以扩大自己学说的影响。

正如詹纳预料的那样，他毕生的研究成果会逐渐被人类所认识和接受。之后的数十年间，欧洲、美洲各国的学者们，都开始尝试詹纳的实验，也都毫无例外的成功了。人们终于认识到一个重大事实：接种牛痘可以预防天花。

此时正横扫欧洲大陆的法国皇帝拿破仑竟然特意邀请詹纳为皇室全家接种牛痘，就连曾经对其嗤之以鼻的英国，也两次以国会的名义，为詹纳颁发巨额奖金。詹纳的朋友们对他说：奖金算什么？掌握这样救命的技术，岂不财源滚滚？

而詹纳却将这一项可以带来巨额财富的防治天花的技术无偿奉献给了全人类。至于传说中的巨额奖金？除了用于研究外，詹纳用大部分奖金为菲普斯一家买了一栋华丽的房子，以感谢他们为研究预防天花所做出的牺牲。詹纳自己则一直住在伯克利的旧公寓里，在俭朴清苦的生活中继续着艰难的研究，直到 1823 年 1 月 26 日，安然闭上眼睛。

詹纳热爱医学、热爱科学事业，他淡泊名利、甘于奉献、顽强拼搏，为世界免疫学事业做出了重要贡献。在实现中华民族伟大复兴的征程中，需要有像詹纳这样的科学家，为了祖国科技事业的发展甘于寂寞、奋力拼搏。同时，他的精神鼓舞我们认真学习、努力工作、献身医学。

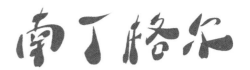

南丁格尔
护理学的创始人

每逢 5 月 12 日国际护士节到来之际，医院、护士学校等都会举行庄严的护士授帽仪式。授帽仪式是护生成为护士的重要时刻，护生直跪在护理前辈面前，前辈为护生戴上象征着圣洁的天使的洁白燕帽，护生接过前辈手中象征着"燃烧自己，照亮他人"的蜡烛，站在一塑雕像前宣读誓言："我宣誓！以救死扶伤、防病治病，实行社会主义的人道主义，全心全意为人民服务为宗旨，履行护士的天职；我宣誓！以自己的真心、爱心、责任心对待我所护理的每一位患者；我宣誓！我将牢记今天的决心和誓言，接过前辈手中的蜡烛，把毕生精力奉献给护理事业。"宣读誓言内容与南丁格尔誓言密切相关。

南丁格尔被誉为"提灯女神"，她是现代医学护理事业的创始人和护理教育的奠基人。

弗洛伦斯·南丁格尔（Florence Nightingale，1820—1910），1820年 5 月 12 日出生于意大利佛罗伦萨的一个名门之家，家境优裕。南丁格尔年轻时，随时有人服侍，生活在舞会、沙龙，以及与贵族们的周旋之中。虽然表面看来是令人称羡的生活，但南丁格尔内心却一直感到十分空虚，觉得自己生命毫无意义。最后不顾父母反对，毅然选择将为人服务的护士当作自己一生的天职后，她才强烈感受到生命意义。

1844 年 12 月，一个穷人在伦敦的一所工厂医院死去，引起了公众对该医院的责备。这时，南丁格尔成了促进医院改善医疗环境的倡导者。

1854 ~ 1856 年，在克里米亚战争中，南丁格尔以其人道、慈善之心为交战双方的伤员提供服务。开始时工作并不顺利，士兵们因为伤痛和不满，常常对着她们大喊大叫，但南丁格尔以她的善良和精湛的护理技术，赢得了伤兵们好感。渐渐地，士兵们不再骂人，不再粗鲁地叫喊了。夜深人静时，南丁格尔仍会提着一盏油灯到病房巡视，她仔细检查士兵们的伤口是否换药，是否得到了适当的饮食，被子盖好了没有，病情是不是得到了控制。士兵们被她的举动感动了。有的患者竟然躺在床上亲吻她落在墙壁上的身影，表示感谢和崇高敬意。在克里米亚短短半年时间里，伤兵的死亡率由原来的40%下降到2.2%。战争结束后，南丁格尔被视为民族英雄，她也因为在战争期间的卓越贡献，被当时的英国维多利亚女王授予圣乔治勋章和一枚美丽的胸针。

1860年，南丁格尔用政府奖励的4000多英镑，在英国圣多马医院创建了世界上第一所正规的护士学校。随后，她又创办了助产士及医院护士学校，她撰写的《医院笔记》《护理笔记》等主要著作成为医院管理、护士教育的基础教材。由于她的努力，护理学成为一门科学。她的办学思想由英国传到欧美及亚洲各国，她成功地把护理工作从"污水般"的社会底层提升到了受人尊敬的地位，被人们誉为现代护理教育的奠基人。

1876年，养育院对待患者的态度如同对待乞丐使南丁格尔感到愤慨，她向当局控诉，建议设立收容精神病者的设施，提出隔离传染病者等意见，促使伦敦贫民法案成立。1883年南丁格尔被授予英国皇家红十字章，1887年组成护士会。

1901年，南丁格尔因操劳过度双目失明。但她还是发起成立国际红十字会，并积极推动国际红十字会事业的发展。1908年3月16日，南丁格尔被授予伦敦城自由奖。

1910年8月13日，南丁格尔在睡眠中离世，享年90岁。南丁格尔终身未嫁，她把毕生的精力都致力于护理的改革与发展，对开创护理事业做出了卓越的贡献，取得举世瞩目的辉煌成就。这一切，使她成为19世纪出类拔萃、世人敬仰和赞颂的女性之一。

南丁格尔女士以最高贵的奉献精神把一生献给了护理事业，为护理事业奋斗终生。她提出的"人道、博爱、奉献"精神是世界护理行业的精神和价值追求，也与习近平总书记提倡的社会主义核心价值观相符，激励着广大护理战线上的"白衣天使"继承和发扬护理事业的光荣传统。以"爱心、耐心、细心、责任心"对待每一位患者，以较强的事业心和高度的责任感，把真诚的爱心无私奉献给了每一位患者。同时，她的精神也激励着医学生不忘初心、沿着南丁格尔之路前行，用至诚至热的爱，托起生命的太阳，撑起健康的天地，为人类健康的事业奉献自己的力量。

巴斯德

微生物学之父

　　狂犬病是狂犬病毒所致的人兽共患传染病。多见于犬、狼、猫等肉食动物，人多因被病兽咬伤而感染。临床表现为特有的恐水、怕风、咽肌痉挛、进行性瘫痪等。因恐水症状比较突出，故狂犬病又名恐水症，其病死率几近100%。狂犬病至今缺乏有效的治疗手段，注射狂犬病疫苗是主要的预防措施。发明狂犬病疫苗的科学家就是被誉为科学界最完美无缺的人、微生物学之父——路易斯·巴斯德。

　　路易斯·巴斯德（Louis Pasteur，1822—1895），1822年出生于法国东部裘拉省的洛尔镇。父亲是拿破仑军骑兵队的一名退伍军人，退伍后当鞣革工人，母亲是农家女。他还有一个姐姐和两个妹妹，家境十分贫寒。巴斯德小时候学习很用功，回家常常当"小老师"，把自己学到的知识传授给没上过学的父亲。中学时，他很爱问问题，凡事追根究底，甚至因此成为某些老师的"眼中钉"。

　　1843年8月，巴斯德考入巴黎高等师范学院，攻读化学和物理的教学法。课堂上学习的知识，他都要用实验来验证。他整天埋头在实验室里，因此被称为"实验室的蛀虫"。他的勤奋努力为他在日后微生物领域的成功奠定了坚实的基础。

　　巴斯德用一生的精力证明了三个科学问题。

　　第一个科学问题是：每一种发酵作用都是由于微小细菌导致的，用加热的方法可以杀灭那些让啤酒变苦的恼人的微生物。当时，法国的啤酒、葡萄酒业在欧洲是很有名的，但啤酒、葡萄酒常常会变酸，导致整桶芳香可口的啤酒不得不倒掉，这使酒商苦不堪言，有的还因此而破产。

1856年，应一家酿酒厂厂主的请求，巴斯德答应研究防止葡萄酒变酸这个问题。他在显微镜下观察发现：葡萄酒和啤酒变酸后，酒液里会出现一根根细棍似的乳酸杆菌，就是这种细菌在营养丰富的葡萄酒里繁殖，使葡萄酒"变酸"。他把封闭的酒瓶泡在水里加热到不同的温度，试图杀死这些乳酸杆菌，而又不破坏酒的风味，经过反复多次的试验，他终于找到了一个简便有效的方法：只要把酒放在50～60℃的环境里保持半小时，就可杀死酒里的乳酸杆菌，这就是著名的"巴斯德消毒法"（又称低温灭菌法），这个方法至今仍在使用，市场上出售的牛奶就是用这种办法消毒的。

第二个科学问题是：每一种传染病都是一种微小细菌在生物体内的发展。由于发现并根除了一种侵害蚕卵的细菌，巴斯德拯救了法国的丝绸工业。19世纪60年代，法国的蚕卵都感染了疾病，使蚕丝业遭受厄运。巴斯德的老师杜马让巴斯德去迎战这个棘手的问题。巴斯德自认为对蚕一无所知，甚至连蚕的形态也不清楚，不肯贸然接受老师的差使。但当他想到法国每年因蚕病要损失1亿法郎时，他答应了。1865年7月，巴斯德抵达阿拉斯，亲身参与蚕病的研究。

病蚕身上长满棕黑的斑点，就像粘了一身胡椒粉，法国人称之为"胡椒病"。得了病的蚕，有的孵化出来不久就死了；有的挣扎着活到第3龄、第4龄后也挺不住死掉了。巴斯德用显微镜观察，发现一种很小的、椭圆形的棕色微粒，是它感染了桑蚕。为了证明"胡椒病"的传染性，他把桑叶刷上这种致病的微粒，健康的蚕吃了，立刻染上病。因此，他指出要想彻底防止该疾病的传播，必须把所有被感染的蚕及污染的桑叶毁掉，用健康的桑蚕从头做起。巴斯德利用这个办法遏止病害的蔓延，从而挽救了法国的养蚕业。

第三个科学问题是：引起传染病的微小细菌，在特殊的培养条件下可以减轻毒力，使它们从致病菌变成防病的疫苗。巴斯德于1881年开始着手研究狂犬病，并于1885年以减毒的方式研制出减毒狂犬病疫苗，巴斯德成功研发狂犬病疫苗的消息引来大西洋彼岸的求助。当时美国新泽西几名男童遭到感染狂犬病的犬只攻击，性命垂危，美国民众自发集资协助这几名男童跨越大西洋至巴黎，寻求巴斯德的救助。而巴斯德也不负众望，利用他研究出的狂犬病疫苗于 1885 年 7 月 6 日成功挽救了受狂犬咬伤的 9 岁儿童约瑟芬（Joseph Meister）。该儿童接种了巴斯德的疫苗后没有发病，直到 1940 年死于二战。至此，巴斯德已经是跨越欧陆国界及大西洋隔阂的知识英雄。

巴斯德热爱微生物事业。他勤于思考、善于观察、甘于奉献。同时，在国家需要他的关键时刻，他主动承担一个科学家的使命与责任，顽强拼搏，为世界微生物与免疫学事业做出了杰出贡献。

在振兴中华民族的伟大事业中，需要有像巴斯德这样的科学家，为了祖国和人民的健康事业的发展去无私奉献、奋力拼搏。同时，他崇高的精神也鼓舞我们认真学习、努力工作、积极去承担社会赋予我们的使命，为祖国的发展贡献自己的一份力量。

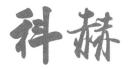

医学细菌学奠基人

众所周知，传染病是人类健康的大敌。从古至今，鼠疫、伤寒、霍乱、肺结核等许多可怕的病魔夺去了无数人的生命。人类要战胜这些凶恶的疾病，首先要弄清楚致病的原因。而第一个发现传染病是由病原细菌感染造成的人就是罗伯特·科赫，他被称为世界病原细菌学的奠基人和开拓者。他具体有哪些杰出的贡献呢？接下来，请随我一起走进病原细菌学奠基人科赫无私奉献的一生。

罗伯特·科赫（Robert Koch，1843—1910），德国著名的医生和细菌学家，1905 年获诺贝尔生理学或医学奖。

1843 年 12 月 11 日，科赫出生于德国一个贫穷的矿工家庭。他从小便对微生物学表现出浓厚的兴趣，展现出与疾病作斗争的志向和决心，并将拯救人们的性命作为自己的奋斗目标。

1866 年，他从德国哥廷根大学毕业。毕业后在汉堡一家精神病院当过实习医生，在军队中当过随军医生，后来又到东普鲁士的沃尔施泰因当了一名外科医生。在那里，他建立了一个简陋的实验室，并多年在此从事病原微生物研究。

1876 年，他通过反复实验证明了炭疽病是由炭疽杆菌引起的，并在《植物生物学》杂志上发表了他的研究成果，这个发现在医学界引起巨大的反响。同时，他首次提出了每种病都有一定病原菌的理论，纠正了当时医学界普遍认为所有细菌都是一个种的观点。因为这项重大贡献，他在 1880 年被聘任到德国柏林的皇家卫生局工作。

随后他研制出了利用固体培养基进行的细菌纯培养法，解决了用液体培养基培养细菌时各种细菌混合生长在一起而难以分离的难题；他发明了用苯胺对细菌进行染色的细菌染色法，可以清晰地观察细菌的形态；同时他还发明了带照相机的显微镜，能够直接拍摄所看到的细菌。

1881年，他利用改进的染色方法，发现了当时未能得到的纯种结核杆菌，并用实验证明了来自猴、牛或人的结核菌引起的结核病有相同症状，进而阐明了结核病的传染途径。

1882年3月24日，他在德国柏林生理学会上宣布了结核杆菌是结核病的病原菌。而肺结核在当时是人类健康的头号杀手，他的发现为日后可能消除结核病带来希望。

1982年，我国邮电部发行了一枚纪念邮票，纪念科赫发现肺结核病原菌一百周年。

1995年年底，世界卫生组织（WHO）将每年的3月24日作为世界防治结核病日（World Tuberculosis Day），一方面是为了纪念1882年3月24日科赫发表他对结核病病原菌的发现，另一方面是以此提醒公众加深对结核病的认识。

为研究和解除人类的疾苦，他的足迹遍布了埃及、印度、东非、南非等许多地方。

1883年，他率领医药专家深入埃及和印度灾区。在那里，他发现了致病的霍乱弧菌，并提出霍乱弧菌是经过水、食物、衣服等用品进行传播，并制定了限制霍乱传播的卫生条例，成功控制了这种危险病原性细菌的传播。

1890年4月，帝国议会任命科赫为新成立的传染病研究所所长。

1897年2月，他通过特有的免疫方法制止了在南非流行的牛瘟。

1897年到1906年间，他在非洲内陆的维多利亚湖区连续研究了淋巴腺鼠疫、危及马和骆驼生存的恶性贫血、得克萨斯牛瘟以及由虱子和扁虱传染而引起的回归热，为热带微生物学的研究开拓了新的领域。

1900年，科赫挽救了很多濒临死亡的疟疾患者，并成功地制止了疟疾的蔓延。

随着他在病原细菌学研究中的不断深入，荣誉也接踵而来。1901

年，他被任命为威廉皇帝科学院的成员；1902年12月，他被选为法国科学院院士；1903年，他被选为奥地利科学院荣誉院士；1905年，他发表了控制结核病的论文，并获得诺贝尔生理学或医学奖。

科赫为研究病原微生物制定了严格准则，这一准则后来被称为"科赫法则"。科赫法则的主要内容是：第一，病原微生物必须能够在患病动物组织内找到，而未患病的动物体内则找不到；第二，从患病动物体内分离的病原微生物能够在体外被纯化和培养；第三，经培养的微生物被转移至健康动物后，动物将表现出感染的征象；第四，受感染的健康动物体内又能分离出这种病原微生物。在这个原则的指导下，使得19世纪70年代到20世纪的20年代成了发现病原菌的黄金时代。白喉杆菌、伤寒杆菌、鼠疫杆菌、痢疾杆菌等均是基于科赫法则发现的。

2003年，经过全球10个国家的科学家的共同努力，终于确认了SARS的病原体是冠状病毒。最终判定这种冠状病毒是否是真正的元凶依靠的依然是"科赫法则"。这个法则至今仍然指导着人们防治、诊断、研究传染性疾病。

科赫对医学的发展和人类健康所做出的贡献是不可估量的。他一生的工作奠定了病原细菌学的基础，为人类征服结核、炭疽、霍乱、鼠疫、疟疾、昏睡病、淋巴腺鼠疫、牛瘟等危害严重的传染性疾病做出了不可磨灭的贡献，被人们誉为"瘟疫的克星"。

有科学家统计，他在知识的宝库中添加了近50种医治人和动物疾病的方法。科赫对拯救人们性命所展现出的志向，对抗争疾病所展示出的决心，以及对微生物研究的疯狂热爱和对科学研究持之以恒的精神都值得我们牢记和学习。

梅契尼可夫
细胞免疫学说的创始者

当细菌、病毒等病原微生物侵袭时，人体免疫系统会派遣出"人体卫士"来杀灭入侵的病原微生物，其中主要包括我们现在熟知的 T 淋巴细胞介导的细胞免疫和 B 淋巴细胞介导的体液免疫。这些已经熟知的"人体卫士"的发现存在不少感人的故事，其中就包括细胞免疫学说创始者——梅契尼可夫的故事。

埃黎耶·埃黎赫·梅契尼可夫（1845—1916），俄国动物学家、免疫学家、病理学家，在世界上首次发现细胞吞噬现象，并开创了细胞免疫学说。

1845 年 5 月 16 日，梅契尼可夫出生在俄国哈尔科夫州附近的伊凡诺夫村。他的父亲是乌克兰人，他的母亲是犹太人。

少年时优渥的家境让梅契尼可夫可以安心求学，也将他的聪明才智充分地展现了出来。他 17 岁进入哈尔科夫大学学习自然科学，仅用了两年时间，就拿到了学士学位。23 岁的梅契尼可夫在圣彼得堡大学完成了自己的动物学博士论文。在拒绝了德国多家大学和研究机构的邀请后，为了用自己的所学为科学和教育尚不发达的祖国做贡献，他选择留在俄国。先后在新敖德萨大学和圣彼得堡大学任职讲师，后来又因为卓越的研究和表现能力，在敖德萨大学被任命为动物学教授，那时他年仅25 岁。

然而，人生总不是一帆风顺的，沉重的打击接踵而至。1873 年，他挚爱的妻子柳德米拉去世了。梅契尼科夫十分疼爱妻子，虽然他的妻子在结婚前就患有严重的肺结核，甚至婚礼都是坐在椅子上被抬上去的，但是他始终不离不弃，一直竭尽全力想要挽救妻子的生命。在事业上一向顺利的梅契尼可夫难以承受妻子去世的打击，变得十分悲观、暴躁，酗酒成瘾。幸运的是，他遇到了他的第二任妻子奥尔加。然而，相似的噩运又找上了梅契尼可夫，奥尔加患上了非常严重的伤寒。难以承受打击的梅契尼可夫甚至有了轻生的念头，决定用自己的生命，为科学研究做出最后的贡献。他给自己注射了回归热病原体，来证明回归热是否能够通过血液进行传播，结果他患上了非常严重的回归热。万幸的是，梅契尼可夫和他的妻子这次都挺过来了。在经历了人生的大起大落之后，梅契尼可夫终于想明白，一定要用自己的才华帮助人类寻找对抗疾病的方法，这样才能对得起深爱自己的两位妻子。这是梅契尼可夫的幸运，也是全人类的幸运，这位年少得志的天才终于战胜了困难，重新回到科学的殿堂。

但是，俄国的政坛风云突变。1881 年俄国近代化先驱亚历山大二世被刺身亡，其子亚历山大三世即位后，对自由化浪潮大加限制，其中就有对大学自治权的限制。为此，梅契尼可夫曾在大学讲坛上公开说："如果皇帝干扰学者们的研究，他就是自取毁灭。"因为这个言论，梅契尼可夫得罪了沙皇。1882 年，他不得不化装逃离自己的祖国。

梅契尼科夫来到了意大利的西西里岛，建立了一个私人的研究室，潜心从事海洋动物研究。在这里，他发现了让他青史留名的细胞吞噬现象，他发现海星幼虫体内一种透明、可移动的细胞包围侵入的异物，他将这种细胞命名为"吞噬细胞"。1886 年，他回到了乌克兰敖德萨，在担任敖德萨研究所所长期间，进一步地在水蚤和炭疽杆菌的研究中证实了自己的发现。然而，当时的微生物与免疫学研究的主流是体液免疫，免疫学的先驱者们都是遵循着分离病原体→制备疫苗→免疫动物获得抗毒素或者免疫人体获得抗体。特别是当时的微生物学泰斗科赫，坚持体液免疫学说，对细胞吞噬作用并不重视。同行的不认可，让梅契尼可夫的研究困难重重。

1888 年，他在巴黎遇到了自己的伯乐巴斯德，这位现代微生物学的先驱者虽然主要从事体液免疫相关的微生物疫苗研究。但他为梅契尼可夫在巴黎的巴斯德研究所提供了一份工作，并鼓励梅契尼可夫深入地进行研究。有了导师巴斯德的大力支持，梅契尼可夫全身心地重新投入到吞噬理论的研究之中。渐渐地，他有了支持者。他的助手朱彼勒就是其中之一。在进行人体吞噬细胞的功能验证时，没有实验品，他们就用自己身体做实验，冒着生命危险吞服了霍乱病菌。他们阐释了学者的最高境界：愿为真理牺牲生命。然而，不幸却没有因为他们的大无畏精神而绕道而行，朱彼勒因服用病菌而丧生。终于，两本细胞免疫的经典著作《炎症的比较病理学教程》《传染病的免疫》诞生于梅契尼可夫的笔下，书中系统地阐述了白细胞和人体内其他细胞的吞噬特性，至此，吞噬细胞免疫学说正式被提出。1908 年，梅契尼可夫获诺贝尔生理学或医学奖。

梅契尼可夫的杰出成就为他赢得了巨大的声誉，也获得了优厚的工作和生活条件。但是，他仍然时刻不忘贫穷落后的祖国。当沙俄驻巴黎使节代表沙皇对他致歉并邀请他回国时，他毅然踏上了归国之路。但是，在归国的路上，他听到了自己的母亲由于犹太人的身份被迫害致死，而妹妹一家也受到株连，而且国内有大量的民主进步知识分子仍然被残酷迫害，他掉头回到了巴黎，从此再未踏足过故土。1916 年 7 月16 日的巴黎，忧国忧民但是无法为国效力的梅契尼可夫带着对祖国无限的怀念，客死他乡，到死他都还保留着俄国的国籍。

梅契尼可夫在承受重重打击的情况下，依靠着自己热爱医学、勤奋钻研的精神，战胜了失去亲人的痛苦、封建强权的迫害、权威的质疑和同行的嫉妒，为免疫学乃至医学的发展做出了重要的贡献。他热爱自己的祖国，虽然多次被迫出走，但仍然心心念念为祖国做出贡献，这样的爱国情怀也是我们医学工作者需要学习的。

巴甫洛夫

条件反射理论的构建者

如果每次给狗喂食之前，都先摇动铃铛，久而久之，狗便会把铃铛当作进食的前奏；之后，只要铃铛一响，不管接下来有没有食物，狗都会开始流口水。这个实验就是条件反射实验，由俄国著名的科学家巴甫洛夫最先创立。

伊万·彼德罗维奇·巴甫洛夫（1849—1936），俄国生理学和心理学家、医师。条件反射理论的建构使他成为心理领域之外却对心理学发展最具影响的人物之一，同时他还是高级神经活动学说的创始人和高级神经活动生理学的奠基人，他首次窥破了动物消化的奥秘，并因此获得1904年诺贝尔生理学或医学奖，成为历史上第一个获得诺贝尔奖的生理学家。

1849年9月26日，巴甫洛夫出生在俄国中部小城梁赞。作为长子的他自幼帮助父母照顾4个弟弟妹妹，也养成认真负责的个性；同时他从小学习就很勤奋，兴趣广泛，1860年便进入梁赞教会中学，1864年毕业后进入梁赞教会神学院，准备将来做传教士。

19世纪60年代，巴甫洛夫从皮萨列夫的文章《动植物世界的进步》中认识了达尔文的进化论，并受到当时苏俄著名生理学家谢切诺夫1863年出版的《脑的反射》一书影响，开始对自然科学产生浓厚兴趣，逐渐放弃神学。

1870年巴甫洛夫考入圣彼得堡大学法律系，后转到物理数学系自然科学专业。巴甫洛夫在大学的前两年表现平凡，但在大学三年级时上了齐昂教授所开授的生理学后，对生理学和实验产生了浓厚兴趣，从此找到了所要主修的学科并全心投入生理学的研究。

为了能让自己做实验时更加得心应手，他不断地反复练习用双手操作。渐渐地，即使是很精细的手术他也能迅速完成。齐昂教授很欣赏他的才学，常常叫他做自己的助手。巴甫洛夫在大学里以生物生理课为主修课，学习十分刻苦，不懂就问，每次手术都做得又快又好，便渐渐地有了名气。

1874年，在齐昂教授的指导下，他和另一位同学完成了第一篇科学论文《论支配胰腺的神经》，因此获得了研究金质奖章。

1875年获得了生理学学士学位后，巴甫洛夫进入外科医学学院攻读医学博士学位，并于1879年获得博士学位。从1878年至1890年，巴甫洛夫重点研究血液循环和神经系统的作用。1878年，他应俄国著名临床医师波特金教授的邀请，到他的医院主持生理实验工作，尽管实验室条件非常简陋，巴甫洛夫却在这里坚持工作了十余年。经过努力工作他发现了胰腺的分泌神经，不久后他又发现温血动物的心脏有一种特殊的营养性神经，这种神经只能控制心跳的强弱，而不影响心跳的快慢，科学界人士把这种神经称为"巴甫洛夫神经"。由此，他开辟了生理学的一个新分支——神经营养学。

1883年他写成"心脏的传出神经支配"的博士论文，获得帝国医学科学院医学博士学位，以及讲师职务和金质奖章。

1884至1886年，巴甫洛夫赴德国莱比锡大学路德维希研究室进修，继续研究心脏搏动的机制。此时，他提出心脏跳动节奏与加速是由两种不同的肌肉进行，而且是由两种不同的神经在控制。

1886年，他自德国归来后重返大学实验室，继续进行狗的"心脏分离手术"。1887年，他逐渐将研究方向转向人体的消化系统。

1888年，巴甫洛夫开始对消化生理进行研究。他发明了新的实验方法，不是用被麻醉的动物做急性实验，而是用健康的动物做慢性实验，从而能够长期观察动物的正常生理过程。他创造了多种外科手术，把外科手术引向整个消化系统，彻底搞清了神经系统在调节整个消化过程中的主导作用。他发现分布在胃壁上的第十对脑神经迷走神经与胃液的分泌有关。用同样的方法分泌胃液，迷走神经切断，就不再分泌。但如果不假饲，只刺激迷走神经，也能分泌胃液。通过著名的"假饲"实验，人类首次获得纯净的胃液，在探索动物消化奥秘的道路上迈出了重要的一步。通过此实验，巴甫洛夫还意外地发现随着时间的推移，狗只要看见食物，唾液分泌量就增加，在实际吃到食物以前就已经分泌唾液了。经过后期进一步的研究，他于 1901 年发现并命之为条件反射现象。从此巴甫洛夫专心从事条件反射实验研究，直到其逝世为止，长达 35 年之久。

1904 年，巴甫洛夫因在消化系统生理学方面取得开拓性的成就，获得了诺贝尔生理学或医学奖。他是俄国第一个获得诺贝尔奖的科学家，更是世界上第一个获得诺贝尔奖的生理学家。

从 1903 年起，巴甫洛夫连续 30 多年致力于高级神经活动的研究。通过长时间的研究，他发现了大脑皮层机能的活动规律。巴甫洛夫创立的动物和人类高级神经活动的学说，为创立科学的唯物主义心理学奠定了基础。晚年的巴甫洛夫转向精神病学的研究，认为人除了第一信号系统（即对外部世界直接影响的反应）外，还有第二信号系统，即引起了人的高级神经活动发生重大变化的语言。巴甫洛夫的第二信号系统学说解释了人类所特有的思维生理基础。

十月革命的初期，俄国人民生活极端贫困，但巴甫洛夫并未因此而停止研究。巴甫洛夫是专心投入学术研究的典型学者，只专心研究，不注意衣食住行生活细节。他结婚时即同他妻子约定，妻子不干涉他的研究，他不负责家庭事务，并向妻子承诺不饮酒、不打牌、不应酬。70 岁以后，巴甫洛夫每天仍乘电车上班，有次电车尚未停稳，就从车上跳下来跌倒在地，路旁一位老妇人惊叫说："天啊！看这位天才科学家连电车都不会搭！"

巴甫洛夫的工作热忱一直维持到逝世为止，1936 年 2 月 27 日在病中挣扎起床穿衣时，因体力不支倒在床上逝世。巴甫洛夫逝世后，苏联政府在他的故乡梁赞建造了巴甫洛夫纪念馆，并设立纪念碑。

巴甫洛夫花了整整 10 年才弄清楚消化器官内不同部位、不同细胞的结构与功能。他对科学的坚持与热忱值得我们深刻的学习。即使在承受"虐狗"舆论的巨大压力下，也不能动摇他献身科学，继续坚持下去的决心。他曾说过："要学会做科学的苦工。其次，要谦虚。第三要有热情。"世界医学的进步，正需要像巴甫洛夫这样伟大的科学家，对医学科学始终充满了热情。

卡尔梅特和介林

卡介苗的发明人

　　每一个婴儿都会在刚出生时注射一针疫苗，用来预防号称"白色瘟疫"的结核病。结核病是由结核分枝杆菌感染引起的传染病。结核分枝杆菌在地球上存在已有 2 万多年的历史，人类感染结核病最早可以追溯到公元前 2000 多年，是伴随人类的一种最古老传染性疾病之一。在人类历史上，结核病曾经多次在全世界广泛流行，是危害人类的主要杀手，夺去了数亿人的生命。目前，结核病仍然是全球十大死因之一，2018 年全球范围内新增结核病病例约 1000 万，其中大约 9% 的患者来自中国。从古至今，人类一直与结核分枝杆菌进行着艰苦的斗争，直到一百年前才认识到结核病是由结核分枝杆菌感染引起的，此后科学家们对如何预防和治疗结核分枝杆菌的感染进行大量的研究工作，其中就有"出生第一针"的卡介苗。卡介苗是由法国医生卡尔梅特和他的助手卡米尔·介林经过 13 年艰苦努力而发明出来的。

　　卡尔梅特（1863—1933）是法国的一位医生，也是一名细菌学家和免疫学家。1863 年 7 月 12 日出生于法国尼斯。少年时期的卡尔梅特希望能够当一名海军，但是临近出发参军时一场突如其来的伤害挡住了他的步伐，从疾病中脱离的卡尔梅特改变了自己的心意，励志要成为一名医生。1881 年，18 岁的卡尔梅特进入布雷斯特的海军医学院学习。1883 年，他被派到香港海军卫生处工作，在那里遇见了帮他开启传染病学研究领域的曼森医生，并开始了丝虫病的研究。1886 年获得博士学位后到非洲的加蓬和刚果研究疟疾、昏睡病和糙皮病，探讨昏睡病等对中枢神经系统所产生的影响。1890 年回到法国，成为著名微生物学家路易斯·巴斯德的助手。1891年，巴斯德为了扩展刚成立不久的巴斯德研究所在全世界的影响，派遣卡尔梅特前往越南西贡组建巴斯德研究所在海外的第一个实验室。在越南巴斯德研究所致力于毒理学研究，开展对蛇毒、蜂蝎毒、植物毒等的研究，同时也开展了天花、狂犬病等疫苗生产。在成立不到两年的时间里面，卡尔梅特先后为来自新加坡、越南、苏门答腊、日本等地近5万人接种了疫苗。另外，卡尔梅特还改良了狂犬病抗血清的制造方法，成功研制出了抗眼镜蛇蛇毒血清，革命性地改变了人类治疗毒蛇咬伤的传统方法。为了纪念卡尔梅特的贡献，现在越南的西贡巴斯德研究所里仍竖立着一座卡尔梅特的半身纪念铜像。

1895年卡尔梅特担任新成立的法国里尔巴斯德研究所所长。当时的法国里尔全市人口仅22万人，但是每年却有超过6000人患上结核病，其中会有超过1000人死亡，婴儿的死亡率更是高达43%。在里尔市看到如此多的患者遭受结核病的困扰，尤其是刚出生不久就去世的婴儿让卡尔梅特心如刀绞，因此他开始转向结核杆菌和结核病的研究，立志要制造出能够预防结核病的疫苗。这时，一位叫卡米尔·介林的人具有同样的愿景，主动加入卡尔梅特团队，从此开启两人长达30多年的紧密合作。

卡米尔·介林（1872—1961），1872年12月22日出生于法国普瓦捷。他的父亲因患结核病于1882年去世，母亲也同样于1918年去世。早期他学习兽医，1897年进入法国里尔的巴斯德研究分所工作，成为卡尔梅特的助手，加入抗蛇毒血清和制备天花疫苗的技术工作。1900年介林被提升为实验室主任，此后的30多年里一直和卡尔梅特一起从事结核疫苗的研究，直到1922年获得成功。1928年他担任巴斯德研究所结核研究部的主任，1951年任法国医学院院长，1955年荣获法国国家科学院科学奖。

在立志攻克结核分枝杆菌感染和结核病研究后，卡尔梅特和介林两人展开了疯狂的科研实验，他们让小牛吞食人的结核分枝杆菌，在小牛康复后提取降低毒性的结核分枝杆菌。在实验进展进入关键时期的时候，第一次世界大战爆发，德国攻陷法国让卡尔梅特等人的研究受到极大影响。但是即使研究条件十分艰难，仍然没有阻止卡尔梅特等人对结核分枝杆菌的试验。甚至在战争期间还完成了一篇关于结核病的研究论文。1908 年，他们从患结核性乳腺病的奶牛身上分离到牛型结核杆菌，并发现可以使用牛胆汁和马铃薯培养基来培养牛型结核杆菌，进行减毒试验。而后每 3 ～ 4 个星期，更换新培养基传代培养，不断地将菌株毒性弱化。豚鼠、兔子、牛、马、猴子等动物都被无数次用来接种试验，终于在传了 39 代后，结核杆菌的形态发生了变化。然后对传代的结核杆菌展开毒力检测，并进行筛选、传代培养，如此反复传代，持之以恒地工作了 13 年。一直到 1921 年，在经历了 230 代培育后，才经动物实验证明这株牛型结核杆菌失去了毒力（对牛、豚鼠、小鼠、恒河猴和猩猩都不具有致病性，且都不能恢复其毒力）。用这株减毒结核杆菌感染这些动物 30 天后，再用人型和牛型结核杆菌有毒株进行攻击，这些动物都具有了明显的免疫保护作用。1921 年，他们对一名母亲在其出生后不久死于结核病的新生儿进行试验，在他出生后的第 3 天、5 天和 7 天给予口服减毒结核杆菌疫苗，由于接种了疫苗预防，这个小孩就一直没有得结核病。此后，这个疫苗又进行了长达 7 年的临床试验，对 969 名儿童口服接种，结果证明这个疫苗具有预防结核病的效果。1928 年，法国召开国家科学大会，根据发明者卡尔梅特和介林的名字，给予了这个疫苗一个响彻世界的名字——卡介苗。时至今日，已有超过 40 亿儿童受益于卡介苗对结核病的预防作用。

回首卡尔梅特和介林两人辛勤的一生，始终以人民的利益需求为自身的研究努力的方向，以人民健康为己任，攻坚克难、持之以恒，先后在天花病毒、狂犬病毒、结核分枝杆菌等传染性疾病的预防工作中做出了重大贡献，以其短短一生造福全球，其人生价值获得充分的体现，是我们每一位医学人都应学习和追随的榜样。

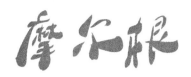

基因连锁与互换定律发现者

众所周知，遗传学三大基本定律是：基因分离定律、基因自由组合定律和基因连锁与互换定律。其中，基因连锁与互换定律是 1900 年孟德尔遗传规律被重新发现后，摩尔根以果蝇为试验材料进行研究而提出，成为遗传学中的第三个基本定律。为进一步了解连锁互换定律的发现与提出，以及遗传学巨星摩尔根的一生，请随我一同走进这位科学家与果蝇的故事。

托马斯·亨特·摩尔根（Thomas Hunt Morgan，1866—1945），美国进化生物学家、遗传学家和胚胎学家，现代实验生物学的奠基人。

1866 年 9 月 25 日，摩尔根出生在美国肯塔基州的列克星敦。摩尔根自幼热爱大自然，童年时代即漫游了肯塔基州和马里兰州的大部分山村和田野，曾经和美国地质勘探队进山区实地考察。这些活动使摩尔根熟谙了大自然的历史，并在他一生中留下了深刻的印象。

1880 年，他考进肯塔基州立学院（现为州立大学）预科，两年后升入本科。1886 年春，摩尔根以优异成绩获得动物学学士学位。同年秋天，他进入约翰斯·霍普金斯大学学习研究生课程。报到前，摩尔根曾在马萨诸塞州安尼斯奎姆的一家暑期学校中接受短期训练，学到了不少海洋无脊椎动物的知识和基本实验技术。读研究生期间，他系统地学习了普通生物学、解剖学、生理学、形态学和胚胎学课程，并在导师布鲁克斯指导下从事海蜘蛛的研究。

1888 年，摩尔根的母校肯塔基州立学院对摩尔根进行考核后，授予他硕士学位和自然史教授资格，但摩尔根没有应聘，而是继续攻读博士学位。1890 年春，摩尔根完成了《论海蜘蛛》的博士论文，获约翰斯·霍普金斯大学博士学位。1891 年秋，摩尔根受聘于布林马尔学院，任生物学副教授；1895 年升为正教授，从事实验胚胎学和再生问题的研究。1903 年摩尔根应威尔逊之邀赴哥伦比亚大学任实验动物学教授。在大学读书和留校任教的岁月里，摩尔根始终保持着对生物学进展的高度关注。

1900 年，孟德尔的遗传学研究被重新发现，不断有遗传学的新消息传到摩尔根的耳朵里。摩尔根一开始对孟德尔的学说和染色体理论表示怀疑。他提出一个非常尖锐的问题：生物的性别肯定是由基因控制的。那么，决定性别的基因是显性的，还是隐性的？不论怎样回答，都会面对一个难以收拾的局面，在自然界中大多数生物的两性个体比例是 1∶1，而不论性别基因是显性还是隐性，都不会得出这样的比例。为了检验孟德尔定律，摩尔根曾将家鼠与野生老鼠杂交做实验，得到的结果五花八门，根本无法用定律解释，而且关于染色体上有基因的说法，当时还只是猜测。坚持"一切通过实验"原则的摩尔根认为"用猜测的理论来解释孟德尔的遗传学说"是不可信的。怀疑归怀疑，摩尔根依然在自己的实验室里忙碌着。

1908 年，他开始用黑腹果蝇作为实验材料，研究生物遗传性状中的突变现象。摩尔根做过许多次失败的实验。有时摩尔根自嘲自己的实验可以分成三类：第一类是愚蠢的实验；第二类是蠢得要命的实验；还有一类比第二类更蠢的实验。虽然实验频频失败，但是摩尔根屡败屡战，因为他知道，在科学研究中，只要出现一个有意义的实验，所有付出的劳动就都得到了回报。

1910 年摩尔根的一位朋友来拜访他，摩尔根面对实验室中一排排的果蝇实验瓶，略带伤感地慨叹："两年的辛苦白费了。过去两年我一直在喂果蝇，但是一无所获。"有时希望总在绝望的时候诞生。1910 年 5 月，摩尔根在红眼的果蝇群中发现了一只异常的白眼雄性果蝇。他以前从来没有见过这样的类型，因此，这只果蝇是罕见的突变品种。摩尔根激动万分，将这只宝贝果蝇放在单独的瓶子中饲养。每天晚上，摩尔根带着这只果蝇回家，睡觉时将实验瓶放在身边，白天又带着它去上班，生怕果蝇出现意外。在他的精心照料下，原本虚弱的白眼果蝇终于在与一只红眼雌性果蝇交配后才寿终正寝，将突变的基因留给了下一代果蝇，留给了苦心栽培它的摩尔根。

最终摩尔根发现，果蝇的白眼突变始终是通过决定性别的染色体来传递的。于是他提出染色体就是基因的载体，证明了"连锁"现象。摩尔根和他的学生还推算出了各种基因的染色体上的位置，并画出了果蝇的 4 对染色体上的基因所排列的位置图。基因学说从此诞生了，男女性别之谜也终于被揭开了。从此遗传学结束了空想时代，重大发现接踵而至，并成为 20 世纪最为活跃的研究领域。

1928 年，62 岁的摩尔根不甘心颐养天年的清闲生活，应聘为帕萨迪纳加州理工学院的生物学部主任。他将原在哥伦比亚大学工作时的骨干布里奇斯、斯图蒂文特和杜布赞斯基再次组织在一起，组建了一个遗传学研究中心，继续从事遗传学及发育、分化问题的研究。

1933 年，摩尔根因基因遗传学成果荣获了诺贝尔生理学或医学奖。他是美国第一位诺贝尔生理学或医学奖得主，同时也是第二位因遗传学研究成果而荣获诺贝尔奖的科学家。

1941 年，摩尔根以 75 岁高龄宣布退休，离开了实验室。1945 年12 月 4 日，摩尔根因动脉破裂在帕萨迪纳逝世，享年 78 岁。

在摩尔根的影响下，普通生物学，特别是遗传和胚胎学从描述性的科学转变成为运用定量分析和实验方法的科学。单就摩尔根创立的遗传染色体理论而言，就足以使他在近代生物学的发展史上获得显赫的地位，成为遗传学界的巨星。

人们为了纪念摩尔根的巨大贡献，人们将果蝇染色体图中基因之间的单位距离叫作"摩尔根"，将他的名字作为基因研究的一个单位而长存于世。

此外，摩尔根还为我国优秀遗传学家的培养做出了贡献。据了解，陈桢、李汝祺、谈家桢、余先觉、陈子英等五位中国留学生曾在摩尔根的实验室攻读学位，还有卢惠霖和潘光旦两位中国留学生聆听过摩尔根在哥伦比亚大学动物学系所开设的课程。

　　摩尔根对科学的热爱与坚持，面对实验的屡次失败从不气馁，而是以积极乐观的心态面对，以及敢于质疑的精神值得我们学习。在世界科学的进程中，正需要摩尔根如此的科学家。他甘于奉献、热爱科学、坚持不懈的精神鼓舞我们认真学习、奋力拼搏、献身医学。

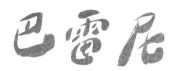

身残志坚的诺贝尔奖获得者

诺贝尔奖诞生的一百多年历史中，已经有近千名人物因为对人类卓越的贡献而获奖。这里要介绍的一位获奖者是：年少因病致残，但身残志坚，以坚定的理想信念和顽强的毅力，通过自己的努力，获得了正常人都难以企及的成就，并于 1914 年因关于内耳前庭器官生理学和病理学的研究而获得诺贝尔生理学或医学奖的罗伯特·巴雷尼。

罗伯特·巴雷尼（Robert Barerey，1876—1936），奥地利出生的匈牙利裔犹太人，1876 年 4 月 22 日出生于音乐之都维也纳。他的父亲是一位农场主，他的母亲是捷克斯洛伐克人，是一位布拉格著名科学家的女儿。巴雷尼母亲广博的知识，对少年巴雷尼的成长产生了显著的影响。

少年巴雷尼不幸患上了难以治愈的骨结核病。骨结核病让他的膝关节永远地僵硬了，无法弯曲的双腿让他无法和正常人一样行走，大部分时间只能与座椅为伴，看着伙伴们在原野上肆意的玩闹，行动不便的巴雷尼痛苦万分。

幸运的是，巴雷尼有一位聪明善良且尽职尽责的母亲。在他生病致残之后，除了悉心的照顾他，还给他讲述了许多英雄人物的故事和许多克服重重困难获得成功的动人事迹。她希望巴雷尼能够在逆境中迎难而上、奋发图强。在母亲的鼓励下，巴雷尼逐渐走出了疾病的困扰，暗暗下定决心，要做出一番健康人都难以完成的成就。他努力锻炼身体，不仅仅锻炼了意志，其身体也有所恢复，甚至可以打网球和登山。生病的经历，不仅仅没有击垮巴雷尼，反而激发了他对医学事业浓厚的兴趣和动力，他从小努力学习，小学、中学乃至到大学，他都是同龄人中的佼佼者。

1900 年，巴雷尼以优异的成绩从维也纳大学医学院毕业，然后又用两年时间在德国的各诊所学习内科医学。此后，他在维也纳接受了外科医生的培训。

1909 年，他在维也纳大学著名儿科专家波利兹教授的一个耳科诊所的工作，除了给患者诊治耳部疾病外还开展一些实验研究。在其工作与研究期间，他获得了一个意义重大的成果，这个成果源于一个耳科医生们习以为常的现象。一些耳病患者在治疗时经常会使用水冲洗耳道，但是在这个过程中，很多的患者都会出现头晕和眼球快速转动的现象。虽然这种被称为"眼球震颤"和头晕的现象比较普遍，但是大部分医生并未对这样的现象进行深入研究，求知好学的巴雷尼却急于想了解其中的奥秘。于是，他向波利兹教授请教，教授让他在自己的藏书中寻找答案。巴雷尼发现，早在几十年前就有人观察到人的晕眩和内耳有关，还有人在豚鼠中进行实验发现，破坏豚鼠的前庭器豚鼠会出现眼球震颤，身体失去平衡能力的现象。巴雷尼联想到冲洗耳道是否影响了前庭器从而产生眼球震颤现象？他设计了一系列精妙的实验，想证实自己的猜测。他改变冲洗耳道水流的温度、患者头部的位置，发现眼球转动的方向都是不同的。因此他得出了结论：水流冲洗的过程中引起内耳半规管中淋巴液的流动，最终刺激位置感受器发生反应产生眼球震颤现象，而不同的温度和半规管的位置都会影响眼球震颤的方向。他进一步地将这个理论用于临床检验工作中，开创了前庭器检查的"热检验"法，使得内耳功能的检查不再必须通过手术的方式才能进行。这个方法简单易行，直到现在仍是临床常用的检查方法。

虽然有了如此重大的研究进展，巴雷尼仍未满足于现状。第一次世界大战爆发后，为了深入研究脑损伤、前庭器官、小脑、肌梭等相互关联的神经病学研究，他以平民外科医生的身份主动报名参加了奥地利军队，并治疗了许多脑部受伤的士兵。1914 年，他因内耳前庭器官生理学和病理学的研究获得诺贝尔生理学或医学奖，但此时的他却被俄军俘虏，他是在俄罗斯的战俘营中获得了这个消息。1916年，在代表红十字会的瑞典卡尔亲王的干预下，他被释放，并在斯德哥尔摩接受由瑞典国王亲自颁发的诺贝尔奖章和证书。

虽然巴雷尼获得了如此卓越的成就，但他一直保持着一份谦虚谨慎的态度，他最常说的两句话就是"我自觉所知甚少""人间最可怕的是一知半解而又以通达自居"。他谦虚谨慎的治学态度，一丝不苟的治学方法，以及他对抗病魔、顽强拼搏的精神，都是我们医学工作者学习的榜样。

弗莱明

发现青霉素的细菌学家

20 世纪 40 年代以前，人类一直未能发现能高效治疗细菌性感染且副作用小的药物。当时若患了肺结核，那就意味着患者不久就会离开人世。为了改变这种局面，科研人员进行了长期探索，而青霉素的发现与应用无疑是感染性疾病防治研究领域的一次飞跃，同时也是药学发展史上的一个里程碑。青霉素是英国微生物学家亚历山大·弗莱明经过艰苦卓著的工作后首次发现的。

亚历山大·弗莱明（Alexander Fleming，1881—1955），英国皇家学会院士。1881 年 8 月 6 日，弗莱明出生于苏格兰基马尔诺克附近的洛克菲尔德。弗莱明的成长之路，远非一帆风顺。在他 7 岁时父亲去世，由大哥和母亲将他和几个兄弟养大。他从小在山野长大，锻炼了他的观察能力，为日后的研究奠定了的基础。

1901 年，20 岁的弗莱明通过了 16 门功课的考试，获得进入圣玛丽医院附属医学院的资格。学习期间，弗莱明涉猎广泛，由于学习成绩优异获得了学校提供的各种奖学金。

第一次世界大战爆发后，弗莱明随他的导师赖特奔赴法国前线，研究疫苗是否可以防止伤口感染。这给了弗莱明一个系统学习致病细菌的好机会。在那里他通过积极思索与实践发现："含氧高的组织中，伴随着氧气的耗尽，将有利于厌氧微生物的生长。"并且验证了"浓盐水冲洗伤口可有效防止病原微生物感染"的想法。

1928 年，弗莱明外出度假回来后，无意间注意到一个与空气意外接触过的金黄色葡萄球菌培养皿中长出了一团青绿色霉菌。弗莱明没有急于把这发霉的培养基倒掉，而是拿去用显微镜仔细观察，结果发现霉菌周围的葡萄球菌菌落已被溶解。

弗莱明对这个意外的发现格外振奋，他猜测霉菌是不是产生了某种分泌物能杀死葡萄球菌？于是，这位细心的科学家特意培养了大量霉菌，把培养液过滤后滴到葡萄球菌中去。结果，葡萄球菌在几个小时内全部死亡。弗莱明把滤液稀释800倍，再滴到葡萄球菌中发现它依然能杀死葡萄球菌。

弗莱明经过鉴定，该霉菌为青霉菌。因此，弗莱明将其分泌的抑菌物质称为"盘尼西林"，即青霉素。

1929年6月，弗莱明把自己的发现写成论文发表在英国的《实验病理学》杂志上。同时，他还指出："青霉素具有非常强的杀菌能力，它不仅能杀死葡萄球菌，而且还能杀死链球菌等多种病原菌。"不久，弗莱明尝试把它应用于临床，他用霉菌的培养液浸泡过的绷带包扎患者的化脓性伤口，结果伤口居然愈合了。

虽然，具有抑菌效果的青霉素具有重要的临床应用价值，但是由于当时技术和认知的限制，弗莱明并没有把青霉素单独分离出来，也一直未能找到提取高纯度青霉素的方法。但是弗莱明并没有失去信心，他坚信青霉素拯救生命的价值。因此，他将青霉菌菌株一代代地培养，并于1939年毫不犹豫地将菌种提供给准备系统研究青霉素的澳大利亚病理学家弗洛里和生物化学家钱恩。

利用青霉菌菌株，钱恩等人培养出效力更大的青霉素菌株。经过一年多的辛勤努力，接近八十种病菌的试管实验和动物试验，证明了青霉素对引起多种疾病的病菌都有较大的杀伤作用，并且利用冷冻干燥法提取了青霉素晶体。

青霉素的提纯方法虽然被发现，但是它的命运仍十分坎坷。弗洛里等人四处奔波，希望英国的药厂能大量投产这一大有前途的新药，遗憾的是多数药厂都借口战时困难而置之不理。最后，他们带着满身的疲惫和残存的希望，远涉重洋，来到了美国。在美国，弗洛里等人终于得到了自己需要的帮助。

1941 年 12 月美国军方宣布青霉素为优先制造的军需品。农业部和私人工业也在全力以赴地寻找成批生产这种新药的方法。到 1942 年末，美国制药企业已开始对青霉素进行大批量生产。在第二次世界大战中，青霉素已广泛应用于临床，挽救了很多伤员的生命，为表彰弗莱明等人对人类做出的杰出贡献，1945 年的诺贝尔生理学或医学奖授予了弗莱明、弗洛里和钱恩三人。

从青霉素的发现、发展到为人类所接受，再到大量投入使用，经历了非常多的曲折与艰辛，而药物研究者，更是要具备多方面的素质和能力。

首先，敏锐的观察力和想象力是不可或缺的。弗莱明在工作中从不墨守成规，在貌似随意的研究过程中，他的试验不断取得有价值的突破。从历史观点来看，弗莱明发现青霉素并不是他的偶然奇遇，而是由于细致入微的观察以及敢于创新的大胆思索才促使这一伟大的发现。

其次，研究者要有坚定的信念和顽强的毅力，要积极主动地去承担社会责任。当时正值二战时期，大量伤员死于伤口感染，弗莱明怀揣着救死扶伤、敢为人先的医者仁心，不畏艰辛、迎难而上，最终造福于全人类。

最后，依靠集体的力量发展药学事业。药物的研发需要来自各个方面的支持，不论是知识上的，还是技术上的合作，而且药物应用也应该是全球共享性的。因此，我们要团结起来，将各个领域交叉融汇，共同实现与满足全人类的药物需求。

白求恩

国际共产主义战士

　　《纪念白求恩》一文是毛泽东同志在 1939 年 12 月 21 日为纪念牺牲在中国抗日战场的国际共产主义战士——白求恩所作。那么，白求恩是一位什么样的人物？他与中国的抗战事业又有什么样的血脉联系呢？

　　亨利·诺尔曼·白求恩（Henry Norman Bethune，1890—1939），国际共产主义战士，著名的胸外科医师。1890 年 3 月 3 日，他出生于加拿大安大略省格雷文赫斯特镇的一个牧师家庭。他从小勇敢、爱冒险，喜欢模仿祖父当外科医生，对捉到的麻雀、苍蝇等进行解剖。

　　1916 年，他从多伦多大学医学院毕业，获得学士学位。

　　1922 年，他被录取为英国皇家外科医学会会员。

　　1926 年夏天，他不幸染上了肺结核。他最终凭借自己独创的胸外科医术，发明了"人工气胸疗法"，治愈了自己所患的结核病，从此在医学界名声大振。

　　1933 年，他被聘为加拿大联邦和地方政府卫生部门的顾问。1935 年，他又被选为美国胸外科学会会员、理事，其胸外科医术在加拿大、英国、美国等医学界都享有盛名。

　　1935 年 11 月，他加入加拿大共产党，并将为人民服务作为一生的奋斗目标。

　　1936 年至 1937 年，他作为支持国际反法西斯的志愿者前往西班牙并投身西班牙内战。在此期间他创办了一个移动的伤员急救系统，成为日后被广泛采用的移动军事外科医院的雏形。

　　1937 年 12 月，他前往纽约向国际援华委员会报名，并主动请求组

医学生必读育人故事 50 例

建一个医疗队，到中国北部和游击队工作。

1938 年 3 月，他率领 18 人的"东征医疗队"来到了中国。在他到达延安的第二天，毛泽东同志便亲自接见了他，并与他进行了长达三小时的谈话，这也是白求恩与毛泽东同志唯一的一次见面会谈。白求恩当即向毛泽东同志保证："一定将自己掌握的技术毫无保留地传授给中国同志。"

在接下来的时间里，他在救治伤员的过程中将高超的医疗技术以及毫不利己的奉献精神发挥得淋漓尽致，并将自己毕生所有的医学技术、才华、健康乃至生命，全都贡献给了那些在抗日战争中受伤的将士们。

他在到任的第一周就对 500 多名伤员进行医治，一个月内让 147 名伤员重新走上前线。他是一个视工作效率为生命的人，在他看来，时间是救治伤员的重要因素。为了能更好地救治伤员，他冒着生命危险前往抗战最前线，在离战场最近的地方搭建临时手术室，常常连续几天工作在手术第一线。正是他忘我的工作有效降低了伤员的死亡率。

1938 年 6 月，白求恩在为山西五台县松岩口军区后方医院讲授输血技术时，为了彻底消除人们对于献血的疑虑，他与当时华北军区卫生部副部长叶青山先后亲自献血，使得战地输血技术在我军野战外科史上第一次取得成功。此后，当地百姓纷纷响应献血号召，并很快组成了一支由 150 人组成的献血预备队，他高兴地称之为"群众血库"。

为了改善医疗条件，白求恩亲自绘图设计，制作了大量急需的医疗器材设备。他积极创办军区卫生学校，培养了一批医护工作人员；同时，他还建立了高效的医疗制度体系；为了解决缺医少药的问题，他编写了《医疗图解手册》，并在一个月内编写完成 17 万字的《游击战争中师野战医院的组织和技术》。这一系列改善医疗条件的措施，使得战地医院的医疗水平大大提高，伤员治愈时间大大缩短。

1939 年 10 月 28 日，他的左手中指在抢救伤员时被手术刀割伤了，他仅仅进行简单的包扎后，又继续投入到救治伤员的工作中。

1939 年 11 月 1 日，白求恩在医治另外一位颈部患有丹毒并发蜂窝组织炎的伤员时又被感染，但他不顾伤痛，坚决随医疗队继续前进，最终伤势恶化并转为败血症。生命垂危时，他给聂荣臻同志写了封信，要求把自己的遗产一一分给战友们。

1939 年 11 月 12 日，白求恩因救治无效在河北省唐县黄石口村逝世，年仅 49 岁。

白求恩在中国虽然只待了不到两年的时间，但他凭借精湛的医疗技术和奋不顾身的牺牲精神为中国的抗战事业做出了巨大贡献。

据统计，他曾连续工作 69 个小时，给 115 名伤员做了手术；在 4 个月里，行程达到 2400 多千米，做手术 315 次，建立手术室和包扎所 13 处，救治伤员高达 1000 多名；他还在临终前将自己的手术器械、药品等全部捐赠给了军区卫生学校。

他始终牢记全心全意为人民服务的根本宗旨，总是希望能够帮助更多的人。在寒冷艰苦的条件下，他将自己的毛毯送给伤员；让病重伤员骑马和自己一起转移；给唇腭裂孩子和很多普通百姓做手术。

白求恩就是这样为他的工作和责任而活着。他对工作极端负责，对人民极端热忱，对技术精益求精。他的这种毫不利己、专门利人的精神被称之为"白求恩精神"。一个外国人，把中国的解放事业当作他自己的事业，这是国际主义的精神，是共产主义的精神，是每一位中国共产党员都要学习的精神。

毛泽东同志曾给予他高度评价："一个高尚的人，一个纯粹的人，一个有道德的人，一个脱离了低级趣味的人，一个有益于人民的人。"白求恩精神成为中国共产党人价值追求的永恒丰碑，跨越时代，历久弥坚。

建设社会主义和谐社会的新时期仍是一个需要青春热血、需要真心英雄、需要精神信仰的时代，仍需要像白求恩这样的人来引领社会前进的方向。

马歇尔和沃伦

幽门螺杆菌的发现者

一直以来，人们认为没有细菌能在极酸的动物胃液中生存；认为胃炎、胃溃疡是因为压力或者辛辣食物所致。其实胃中的幽门螺杆菌很聪明地利用它的螺旋状结构，钻过胃黏膜表面的黏液，寄生在靠近胃黏膜上皮的相对中性的环境中，以逃避强酸性环境的冲击。现代研究认为，幽门螺杆菌是一种革兰氏阴性菌，主要分布在猕猴、大鼠、猪、犬和人等体内，67% ～ 80% 的胃溃疡和95% 的十二指肠溃疡是由幽门螺杆菌引起的。幽门螺杆菌的发现经历了很多科学家艰苦的努力和执着的追求。

1875 年，德国的解剖学家首次发现了胃黏膜有螺旋样细菌存在，他们试图分离培养这种细菌，可惜没能成功。

1893 年，意大利的朱利奥·比佐则多（Giulio Bizzozero）博士，1899 年，波兰的瓦沃里·贾沃斯基（Walery Jaworski），都观察到了胃黏膜中的这种螺旋状细菌的存在。

1979 年，澳大利亚42 岁的病理学家罗宾·沃伦（Robin Warren）在病理标本中看到了这个细菌，并对它产生了浓厚的兴趣。1981 年，他邀请当年只有30 岁的年轻的澳大利亚内科医生巴里·马歇尔（Barry Marshall）合作。

沃伦给了马歇尔大约20 个胃病患者的病理检查结果，结果显示都有一种螺旋状细菌存在。

马歇尔给其中一位80 岁的胃病患者进行抗生素治疗，两周后，这个老病号欢喜地告诉他，他再也没有感觉胃痛了。马歇尔受到极大鼓舞。开始投入大量时间分离这个螺旋状细菌，试图体外培养它们，以证实它的存在和致病的可能性。可惜，屡试无果。因为他们没有意识到，幽门螺杆菌与其他的细菌不同。只常规培养两天是培养不出细菌的，他们就果断抛弃了。

1982 年，马歇尔与助手又进行了再次尝试，将含有细菌培养液的培养皿放在培养箱中就回家度假了；5 天后，马歇尔接到实验室助手的电话，要他速来实验室。他们终于培养成功了。

马歇尔和沃伦兴奋异常，开始到处参加学会介绍他们的新发现。试图告诉医学界胃溃疡甚至胃癌可能是这种细菌引起的，根治细菌是治疗胃炎、胃溃疡的有效手段。然而没有人相信胃病会是细菌造成的，他们所到之处，满是嘲讽和拒绝。大多数人认为这样的论断太荒谬了。他们给著名的柳叶刀杂志写信阐述他们的观点，可惜没有得到任何的回应。

然而，临床上观察到越来越多的病例，都有这种螺旋杆菌的存在，让马歇尔和沃伦更加深信自己的结论。可惜，两个医生没有足够的经费进一步研究下去。马歇尔开始到处写信求助，然而这一提议遭到了大多数药物公司的无视或者嘲笑。最终，他俩得到了一家小药物公司赞助，开始做这种菌的动物模型用以继续研究。同时他们用抗生素治疗部分胃溃疡患者，疗效显著，与之前的抑酸剂治疗的效果不可同日而语。

1983 年，马歇尔拿着他的结果来到了布鲁塞尔的国际微生物学术会议发表，参会的微生物学家们被深深震撼了。回来后，他们再次给柳叶刀写了一篇完整的论文，又被断然拒绝了。之后，苦闷的马歇尔到处参加学术会议，演讲自己的发现和观点。然而，抑酸剂当时是一个 30 亿美元的庞大市场。他所到之处，满是嘲讽和拒绝。于是他们试图在动物身上再现胃炎模型，可惜，又是屡试屡败。

1984 年，柳叶刀杂志同意发表了那篇石破天惊的论文《胃炎和消化性溃疡患者胃部发现的不明弯曲杆菌》。同年，马歇尔又一次参加学术会议发表幽门螺杆菌学说。午餐时间，他听到周围一群各国消化科医生在嘲笑讽刺他们说："胃炎是细菌感染造成的，竟然有细菌能在酸性极强的胃液中存活，太搞笑了。"

马歇尔一怒之下回到澳洲，决定拿自己的身体做实验，他拿起一大杯含有大量幽门螺杆菌的培养液就喝。几天后，他开始腹痛呕吐。10天后胃镜证实了胃炎和大量幽门螺杆菌的存在。1985年，他俩将这一勇敢行为发表在澳大利亚医学杂志上，可惜这篇文章也没有受到多大的重视。

1986年马歇尔移民到了美国。美国的《读者文摘》开始以《豚鼠医生用自己做实验，治愈了溃疡》做题目开始报道，马歇尔的知名度开始上升，也受到越来越多的关注。

1989年，这个细菌被正式命名为幽门螺杆菌。

1994年，美国国立卫生研究院（NIH）发表了新的指南，承认大多数再发性消化性溃疡可能是幽门螺杆菌所致，建议使用抗生素治疗。

越来越多的研究证实幽门螺杆菌感染不仅与慢性胃炎、消化性溃疡、胃癌及胃黏膜相关性组织恶性淋巴瘤等胃肠道疾病密切相关，同时还与心脑血管、血液系统、呼吸系统等多种胃肠道外疾病密切相关。流行病学资料显示，全球大概有一半人感染幽门螺杆菌，在我国人群中平均感染率为59%。

2005年，马歇尔和沃伦因为这一发现获得了诺贝尔生理学或医学奖。

马歇尔和沃伦的坚持和勇气，以及不畏困难、为医学献身的精神，造福了千千万万胃病患者，是我们广大医学生学习的榜样。

参考文献

1. 梁永宣.中国医学史［M］.第2版.北京：人民卫生出版社，2016.

2. 张大庆，和中浚.中外医学史［M］.北京：中国中医药出版社，2005.

3. 徐江雁，胡方林.中医各家学说［M］.北京：科学出版社，2017.

4. 孙溥泉，徐复霖.中国古代医学家及其故事［M］.南昌：江西人民出版社，1982.

5.. 王振国、张大庆.中外医学史［M］.北京：中国中医药出版社，2013.

6. 刘欣."神农尝百草"新解［J］.中国医学人文，2016，2（09）：62.

7. 甄雪燕，梁永宣.伏羲制九针［J］.中国卫生人才，2012，07：90-91.

8. 白茅.从"伏羲制九针"谈起［J］.中国医史杂志，2000，30（03）：174.

9. 蔡超产，孙鸿昌.扁鹊及其学派传承考［J］.河南中医，2019，39（07）：1001-1004.

10. 杨梦，胡志希，李琳，等.中医脉诊的源流与发展［J］.河南中医，2019，39（06）：829-832.

11. 甄雪燕，王利敏，梁永宣.淳于意与最早的医案——"诊籍"［J］.中国卫生人才，2013，04：90-91.

12. 庞景三.解读张仲景［M］.北京：人民卫生出版社，2010.

13. 王宗柱.浅谈《伤寒杂病论》体现的人文精神［J］.陕西中医学院学报，2009，32（06）：1-2.

14. 甄雪燕，王利敏，梁永宣.华佗与麻沸散［J］.中国卫生人才，2013，08：88-89.

医学生必读育人故事50例

15 周琦，周亚东．论华佗五禽戏调气养生之道［J］．中医学报，2019，34
（11）：2295-2298.

16. 郎秋雯，李佩芳．华佗治未病思想浅析［J］．湖北中医杂志，2019，14
（10）：46-48.

17. 王三虎．名医楷模——王叔和［J］．医学争鸣，2011，2（01）：16-17.

18. 李家庚，李江峰，王明华，等．王叔和生平史迹考辨［J］．河南中医，
2014，34（08）：1444-1447.

19. 葛洪．肘后备急方［M］．北京：中国中医药出版社，2018.

20. 胡晓峰，耿华．近五年葛洪相关研究综述［J］．中医文献杂志，2018，
36（02）：67-73.

21. 陶弘景．本草经集注［M］．北京：人民卫生出版社，1994.

22. 钟国发．陶弘景评传［M］．南京：南京大学出版社，2011.

23. 施仲安，沈中卫．陶弘景《本草经集注》的卓越贡献［J］．药学教育，
1996，01：55-58.

24. 唐慎微．重修政和经史证类备用本草［M］．北京：人民卫生出版社，
1957.

25. 孙思邈．备急千金要方［M］．太原：山西科学技术出版社，2020.

26. 马其南．《大医精诚》医德文化的内涵及当代价值［J］．辽宁中医药大
学学报，2019，21（11）：23-25.

27. 闫彦敬，李亚军．浅论孙思邈医德思想的当代价值［J］．世界最新医学
信息文摘，2019，19（63）：260-261.

28. 巢元方．诸病源候论［M］．北京：中国医药科技出版社，2011.

29. 相鲁闽．巢元方与《诸病源候论》［J］．河南中医，2015，35（03）：
654.

30. 李庆本．鉴真东渡与中华文化的海外传播［J］．山东社会科学，2019，
01：134-138.

31. 王志翔．两座"鉴真像"传递仁心仁术［J］．中医健康养生，2019，5
（10）：76-77.

32. 孟丹，张永臣，贾红玲．王惟一针灸学术特色及其学术成就探析［J］.

中国针灸，2018，38（10）：1125-1128.

33. 薛暖珠，刘小斌. 北宋王惟一《新铸铜人腧穴针灸图经》残石拓本考述
    ［J］. 广州中医药大学学报，2014，31（04）：661-663.

33. 孟永亮，梁永宣. 北宋校正医书官孙奇、孙兆考述［J］. 辽宁中医药大
    学学报，2003，15（11）：205-208.

34. 李时珍. 本草纲目［M］. 天津：天津科学技术出版社，2019.

35. 刘淑珍，王纯，武亦阁，等. 陈实功《外科正宗》之针法探析［J］. 中
    医文献杂志，2019，37（05）：14-18.

36 甘雨龙，张毅，苏化，等. 浅析陈实功治疡疾以脾胃为要［J］. 中医学
    报，2019，34（04）：700-703.

37. 王夏强. 明代名医陈实功"五戒十要"的医德思想［J］. 南通大学学报
    （社会科学版），2018，34（03）：149-154.

38. 程旺，刘亚品，王良滨，等. 中医药影视作品助推思想政治课教学质量
    提升的探索——以《医痴叶天士》融入"马克思主义基本原理概论"课
    为例［J］. 中医教育，2019，38（3）：58-61.

39. 张大庆. 当代中国医学家学术谱系［M］. 上海：上海交通大学出版社，
    2016.

40. 江永红. 中国疫苗百年纪实［M］. 北京：北京人民卫生出版社，2020.

41. 李云龙. 中国药品生物制品检定所专家名录［M］. 北京：中国医药科技
    出版社，2010.

42. 钱伟长，刘德培. 20世纪中国知名科学家学术成就概览·医学卷·基础
    医学与预防医学分册［M］. 北京：科学出版社，2015.

43. 钱伟长，刘德培. 20世纪中国知名科学家学术成就概览·医学卷·药学
    分册［M］. 北京：科学出版社，2014.

44. 李天霖，陈育德. 为公共卫生事业奋斗的一生——悼念金宝善［J］. 北
    京医学院学报，1985，17（3）：142-143.

45. 冯彩章，李葆定. 中国预防医学的前驱金宝善［J］. 中国医院管理，
    1984：5-6.

46. 刘隽湘. 医学科学家汤飞凡［M］. 北京：人民卫生出版社，1999.

47. 闻玉梅.现代医学微生物学［M］.上海：上海医科大学出版社，1999.

48. 何大金.献身医学事业的楷模——张孝骞教授［J］.湖南医科大学学报（社会科学版），2000，02：82-84.

49. 蔡孝恒，程欣华.张孝骞医德思想及其启示［J］.中国医学伦理学，2001，02：30-33.

50. 王英.世界钙磷代谢知识之父：朱宪彝［J］.中国医学人文，2017，2：22-25.

51. 吴孟超，吴有德.黄家驷外科学（第8版）［M］.北京：人民卫生出版社，2021.

52. 中国医学科学院，中国协和医科大学.外科医生黄家驷［M］.北京：中国协和医科大学出版社，2010.

53. 裘法祖.光辉的楷模——纪念黄家驷院士百年诞辰［J］.中华外科杂志，2006，13：868-869.

54. 杨国忠.忆中国生物医学工程学的奠基人——黄家驷［J］.中国生物医学工程学报，2005，06：641-642.

55. 钱伟长，刘德培.20世纪中国知名科学家学术成就概览·医学卷·临床医学与护理学分册［M］.北京：科学出版社，2015.

56. 岳鹏，刘均娥.传承是最真诚的纪念——写在王琇瑛先生诞辰100周年之际［J］.中华护理教育，2008（03）：142-144.

57. 李淑迦，吴瑛，史淑萍，岳鹏.缅怀王琇瑛先生诞辰一百周年［J］.中华护理杂志，2008（05）：479-480.

58. 青宁生.病毒体外培养技术的创新者——黄祯祥［J］.微生物学报，2009，49（10）：1408-1409.

59. 洪涛.纪念黄祯祥学习黄祯祥——纪念黄祯祥教授诞辰100周年［J］.中华实验和临床病毒学杂志，2010，24（6）：401-403.

60. 杭长寿.深切缅怀黄祯祥教授［J］.中华实验和临床病毒学杂志，2010，24（6）：405.

61. 祝久红，秦宗良.免疫学家谢毓晋［M］.武汉：湖北人民出版社，2000.

62. 青宁生 . 微生物学免疫学家——谢毓晋［J］. 微生物学报,2013,53（06）: 635-636.

63. 裘法祖 . 写我自己［M］. 北京:人民卫生出版社,2009.

64. 舒晓刚 . 我忆裘法祖二三事［J］. 群言,2014（12）: 35-36.

65. 过孝汉 . 缅怀裘法祖教授［J］. 武汉文史资料,2015（04）: 9-11.

66. 陈祖亮 . 锲而不舍,勇攀高峰——记中国工程院院士张涤生教授［J］. 中华医学信息导报,1996（22）: 7.

67. 甄橙,胡俊 . 纪念中国整形外科专家张涤生［J］. 生物学通报,2015, 50（11）: 58-62.

68. 张涤生 . 张涤生院士集［M］. 北京:人民军医出版社,2014.

69. 邓立 . 吴阶平传［M］. 杭州:浙江人民出版社,1999.

70. 王德 . 医界楷模——吴阶平［J］. 中国医学人文,2016,2（11）: 2.

71. 刘静,黄付敏 . 追忆新中国泌尿外科事业奠基人吴阶平［J］. 中国卫生 人才,2019（08）: 56-59.

72. 颜甲 . 致敬!医学伉俪双双捐献遗体,时隔10余年"重逢"在"讲台" 上［N］. 人民日报,2019-10-12.

73. 徐呦呦 . "糖丸爷爷"顾方舟［J］. 创新世界周刊,2019（04）: 74-75.

74. 顾方舟（述）,瑞婷（访问整理）. 一生一事——顾方舟口述史［M］. 北京:商务印书馆,2018.

75. 饶毅,张大庆,黎润红 . 呦呦有蒿:屠呦呦与青蒿素［M］. 北京:中国 科学技术出版社,2015.

76. 臧强,张宇,白欣 . 屠呦呦的科学精神［J］. 科技导报,2015,33（20）: 93-95.

77. 李娜 . 呦呦弄蒿——一个中国科学家的诺贝尔奖之路［J］. 科技导报, 2015,33（20）: 21-24.

78. 周程 . 屠呦呦与青蒿高抗疟功效的发现［J］. 自然辨证法通讯,2016, 38（01）: 1-18.

79. 叶依 . 钟南山传［M］. 北京:人民出版社,2014.

80. 钟南山 . 钟南山院士集［M］. 北京:人民军医出版社,2014.

81 钟南山.让疾病远一点［J］.中国工人，2019（09）：66.

82.吴学东，梁国钊，严建新.论钟南山精神［J］.自然辨证法通讯，2004（01）：89-94+112.

83.芩宇飞.诺贝尔获奖人物全传：生理学医学卷一（1901—1919）.［M］.长春：吉林摄影出版社，2005.

84.芩宇飞.诺贝尔获奖人物全传：生理学医学卷二（1920—1936）.［M］.长春：吉林摄影出版社，2005.

85.芩宇飞.诺贝尔获奖人物全传：生理学医学卷三（1937—1950）.［M］.长春：吉林摄影出版社，2005.

86.乌尔夫·拉格奎斯特.微生物学先驱与诺贝尔奖［M］.北京：科学出版社，2019.

87.廖秀菫.南丁格尔：提灯天使［M］.北京：人民文学出版社，2019.

88.张大萍、甄橙.中外医学史纲要［M］.北京：中国协和医科大学出版社，2007.

89.阿尔图罗·卡斯蒂廖尼.医学史上［M］.南京：译林出版社，2013.

90.阿尔图罗·卡斯蒂廖尼.医学史中M］.南京：译林出版社，2013.

91.阿尔图罗·卡斯蒂廖尼.医学史下［M］.南京：译林出版社，2013.

92.卡斯蒂格略尼.世界医学史［M］.北京：商务印书馆，1986.

93.卡斯蒂格略尼.世界医学史［M］.北京医科大学医史教研室，译.北京：商务印书馆，1986.

94.孙慕义.医学伦理学［M］.第3版.北京：高等教育出版社，2015.

95.陈明华.医学伦理学［M］.北京：人民卫生出版社，2020.

96.甄橙.西方医学之父——希波克拉底［J］.中国医学人文，2015,1（10）：62-64.

97.毕可言.医学的底线：希波克拉底誓言再思考［J］.中国医学人文，2018，4（07）：67-70.

98.陈敏强，毛建儒.宗教与科学关系的史实辨析之一——塞尔维特死因资料摘编［J］.中共山西省党校学报，1988（05）：62-63.

99.郭继鸿.塞尔维特：伟大的科学殉道者［J］.临床心电学杂志，2014，

23（05）：318-399.

100. 徐爱国. 异端塞尔维特与宗教裁判所的火刑［N］. 人民法院报，2018-12-21.

101. 王翠玉. 南丁格尔［M］. 北京：中国社会出版社，2012.

102. 戴言. 记近代护理学、护理教育的奠基人南丁格尔［J］. 现代健康人，2002，12：41.

103. 帕特里斯·德布雷. 世界名人传记丛书——巴斯德传［M］. 姜志辉，译. 北京：商务印书馆，2000.

104. 周培瑾. 纪念伟大的微生物学家巴斯德［J］. 微生物学学报，1995，4：235-236.

105. 刘学礼. 微生物猎人——纪念世界科学巨匠巴斯德逝世一百周年［J］. 科学文萃，1995，9：152-157.

106. 冯薇. 科赫：医学微生物学的奠基人——1905 年诺贝尔生理学或医学奖得主［J］. 中国医院，2004（05）：81-82.

107. 冯薇. 巴甫洛夫：伟大的心理学家——1904 年诺贝尔生理学或医学奖得主［J］. 中国医院，2004（04）：80-81.

108. 吴馥梅. 重温巴甫洛夫的高级神经活动学说［J］. 现代特殊教育，2001（10）：40-42.

109. 王延松，彭虎军，郭祖仪，等. 对巴甫洛夫高级神经活动学说的回顾与反思［J］. 商洛学院学报，2007（02）：63-68.

110. 李建瑞. 卡介苗的发现［J］. 实验教学与仪器，1996（02）：30.

111. 谢祎，孙昕. 结核病与艾滋病双重感染的流行现状与研究进展［J］. 中华医院感染学杂志，2019，29（19）：3036-3040.

112. 杨建基. 现代实验生物学奠基人——摩尔根［J］. 生物学教学，2018，43（10）：73-74.

113. 肖玲，吴志强，宋树宿，等. 遗传学巨星——摩尔根［J］. 生命世界，2018（12）：76-81.

114. 毛翊. 他发现青霉素——弗莱明的故事［M］. 福州：福建少年儿童出版社，2018.

115. 马国庆. 白求恩援华抗战的 674 个日夜〔M〕. 北京：人民文学出版社，2019.

116. 冯建玫.《纪念白求恩》：弘扬共产党人价值追求的永恒经典〔J〕. 党建，2018，366（06）：25-27.

117. 胡伏莲. 曲径通"幽"——揭开幽门螺杆菌神秘面纱〔M〕. 北京：人民卫生出版社，2020.

118. 田雪飞. 幽门螺杆菌感染动物模型研究新进展〔J〕. 国外医学（流行病学传染病学分册），2003，2（30）：107-109.